Maroua Garma
Adel Bouguezzi
Habib Hamdi

Gestão das perfurações da membrana sinusal durante a cirurgia de elevação do seio maxilar

Maroua Garma
Adel Bouguezzi
Habib Hamdi

Gestão das perfurações da membrana sinusal durante a cirurgia de elevação do seio maxilar

ScienciaScripts

Imprint

Any brand names and product names mentioned in this book are subject to trademark, brand or patent protection and are trademarks or registered trademarks of their respective holders. The use of brand names, product names, common names, trade names, product descriptions etc. even without a particular marking in this work is in no way to be construed to mean that such names may be regarded as unrestricted in respect of trademark and brand protection legislation and could thus be used by anyone.

Cover image: www.ingimage.com

This book is a translation from the original published under ISBN 978-620-6-72585-5.

Publisher:
Sciencia Scripts
is a trademark of
Dodo Books Indian Ocean Ltd. and OmniScriptum S.R.L publishing group

120 High Road, East Finchley, London, N2 9ED, United Kingdom
Str. Armeneasca 28/1, office 1, Chisinau MD-2012, Republic of Moldova, Europe
Printed at: see last page
ISBN: 978-620-8-22069-3

Conteúdo

Introdução

O sinus lift, ou elevação do seio maxilar, é um procedimento cirúrgico sofisticado utilizado em implantologia dentária para compensar a insuficiência óssea no maxilar superior. Este procedimento permite aumentar a altura do osso nesta região, de forma a criar um ambiente propício à colocação de implantes dentários, respeitando a estrutura anatómica nobre desta zona, que é o seio maxilar. No entanto, esta técnica não está isenta de desafios, e um dos maiores obstáculos reside na gestão das perfurações da membrana sinusal.

A delicada e frágil membrana sinusal pode ser perfurada involuntariamente durante a cirurgia de elevação do seio maxilar, expondo o local da cirurgia aos fluidos sinusais e aumentando o risco de complicações pós-operatórias. A gestão adequada destas perfurações é crucial para o sucesso a longo prazo do procedimento e para a preservação da saúde oral do paciente.

São propostos vários métodos para lidar com a perfuração da membrana sinusal.

O objetivo deste livro é detalhar as diferentes técnicas de gestão da membrana sinusal durante a elevação do seio maxilar, discutindo um caso clínico e fazendo referência a uma revisão aprofundada da literatura.

1.Observação clínica

1.1.Apresentação do doente

Um paciente de 58 anos de idade, sem patologias prévias, foi encaminhado para reabilitação protética da região molar superior direita.

1.2.Exame clínico

1.2.1. Exame exo-oral

Não foram observadas quaisquer particularidades durante o exame exo bucal.

1.2.2. Exame endo-oral

Ao exame endobucal, a higiene era boa, a restauração implantada na área do molar superior direito estava perdida e os implantes nas regiões dos segundos pré-molares superiores e segundos molares direitos estavam afectados por peri-implantite grave.

1.3.Exames complementares

A radiografia panorâmica e a tomografia computorizada de feixe cónico (CBCT) revelaram vários problemas na área posterior direita do maxilar:

- Volume ósseo insuficiente para a colocação de implantes convencionais devido à pneumatização do seio

- A restauração na região do molar superior direito foi perdida e os implantes nas regiões do segundo pré-molar superior e do molar direito apresentavam peri-implantite grave.

- Para além disso, o implante na região do primeiro molar superior direito não conseguiu osteointegrar-se e foi deslocado para o seio maxilar.

Os dois implantes nas regiões do segundo pré-molar superior e do segundo molar direito foram removidos cirurgicamente devido a peri-implantite. Posteriormente, foi desenvolvido um plano para remover o implante deslocado no seio maxilar utilizando uma abordagem de janela lateral.

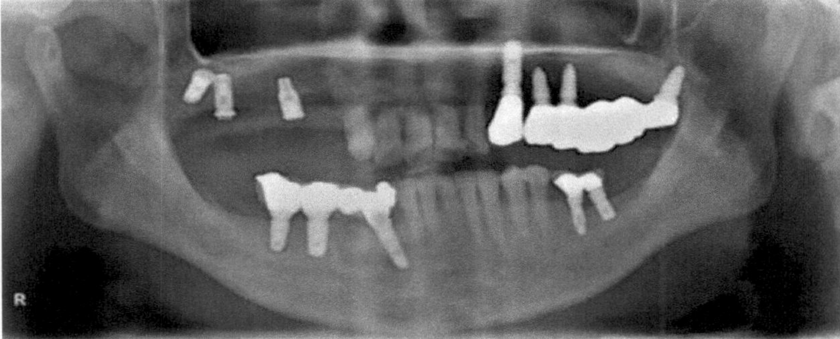

Figura 1: Radiografia panorâmica pré-operatória [55].

1.4.Diagnóstico

Falta de altura óssea suficiente para a colocação do implante entre a creta e o fundo do seio, com um implante empurrado para trás no seio maxilar.

1.5. Decisão terapêutica

O aumento do seio através da abordagem lateral após a remoção do implante empurra-o de volta para o seio.

1.6. Passos de funcionamento

κ Anestesia

Infiltração da face anterolateral do maxilar e do palato direito com uma solução anestésica

κ Incisões

κ Destacamento

κ Osteotomia

Foi criada uma janela óssea de forma oval e separada da parede lateral do seio maxilar utilizando uma técnica de osteotomia "off-the-wall "10. Os dois implantes afectados pela peri-implantite foram removidos,

κ Descolamento da membrana sinusal

A membrana do seio foi levantada e deliberadamente perfurada. O implante na cavidade sinusal foi removido através da perfuração. Finalmente, o tamanho da perfuração foi medido em aproximadamente 1,5 cm de diâmetro máximo.

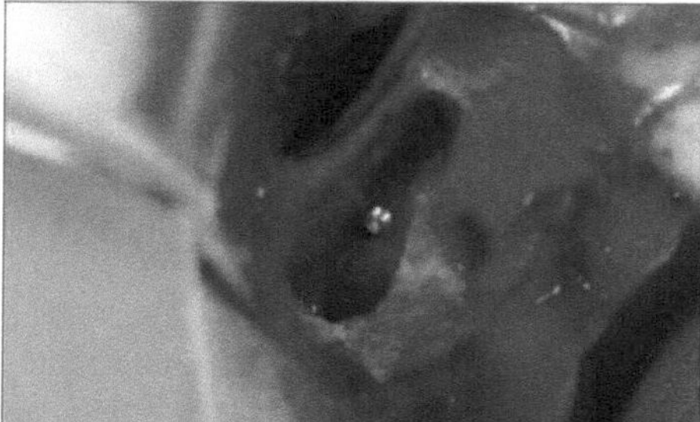

Figura 2: Fotografia clínica intra-operatória mostrando a reparação de uma grande perfuração utilizando uma fixação intrassinusal rígida e a estabilização de uma membrana de barreira reabsorvível com um parafuso de titânio [55].

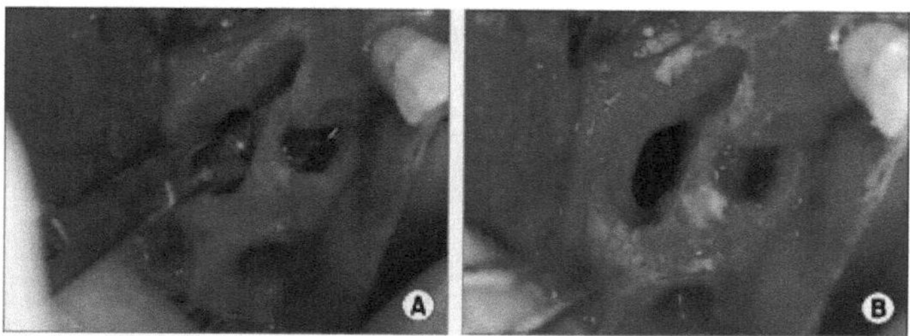

Figura 3: Fotografias clínicas per-operatórias. A. O implante, deslocado para a cavidade sinusal, foi removido com pinça hemostática através da membrana sinusal perfurada. B. Uma grande perfuração da membrana sinusal foi identificada e medida com aproximadamente 1,5 cm de diâmetro máximo [55].

κ Enchimento do seio

Uma membrana de barreira de colagénio semi-rígida e reabsorvível de 3,0 cm x 4,0 cm (OssMem Hard; Osstem) foi concebida de forma assimétrica, de modo a que a parte mais longa pudesse ser colocada e dobrada na cavidade sinusal medial. Foi utilizado um parafuso de titânio (Bone Screw; Osstem) para fixar e estabilizar a membrana de colagénio na superfície óssea medial ou palatina da cavidade sinusal, assegurando a cobertura da zona de punção. Para o enxerto ósseo, foi hidratada com soro fisiológico uma mistura de osso de aloenxerto liofilizado (FDBA, SureOss; HansBiomed) e mineral ósseo bovino desproteinizado (DBBM, A-Oss; Osstem) numa proporção de 1:1. O material de enxerto ósseo hidratado foi então colocado suavemente sob a membrana de colagénio até que toda a cavidade sinusal fosse preenchida e a membrana de colagénio se estendesse para além do limite superior da osteotomia da janela óssea para confirmar a vedação completa do material de enxerto.

Foram colocados implantes dentários (TS III SOI; Osstem) com uma superfície arenosa, gravada com ácido e revestida com um agente tampão de pH para introduzir propriedades hidrofílicas, promover a osteointegração durante o período inicial de cicatrização e acelerar a formação óssea.

Foi adicionalmente colocado material de enxerto ósseo e a janela óssea separada foi reposicionada sobre o enxerto ósseo e coberta pela parte exterior da membrana de colagénio. Devido à baixa estabilidade inicial dos implantes (<10 Ncm), foram fixados parafusos de cobertura e os implantes foram imersos.

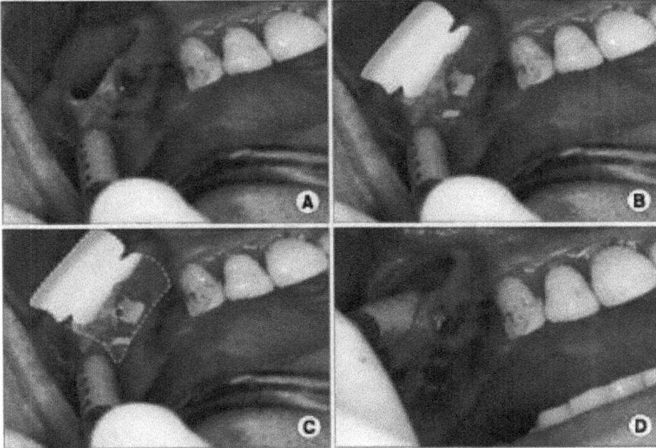

Figura 4: Após a fixação da membrana de barreira reabsorvível, o material de enxerto ósseo foi inserido na cavidade sinusal. A. Enxerto ósseo através do local de perfuração do implante. B, C. Desenhos esquemáticos da conceção da membrana de barreira reabsorvível e da sua fixação intra-sinusal rígida com um parafuso de titânio. D. Enxerto ósseo através da janela lateral. [55]

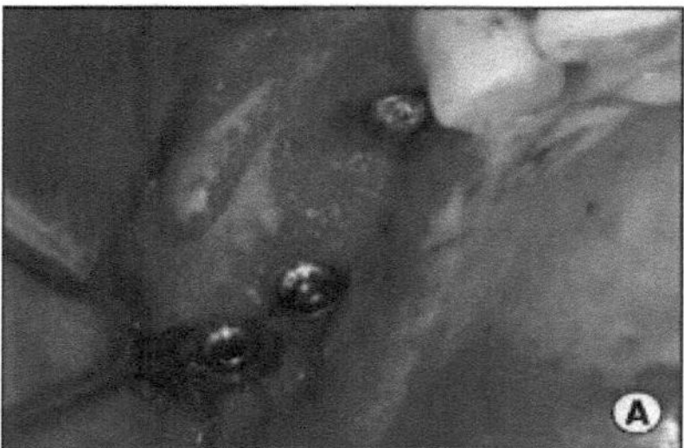

Figura 5: Colocação de implantes dentários após enxerto ósseo. A. Uma membrana de barreira reabsorvível estende-se para além dos limites superiores da osteotomia da janela lateral. Foi efectuado um enxerto ósseo adicional e a janela óssea lateral destacada foi reposicionada [55].

κ Suturas

O retalho foi suturado sem tensão (Figura 6), e as radiografias pós-operatórias foram obtidas imediatamente para confirmar a proteção adequada e o isolamento do material de enxerto ósseo pela membrana de colagénio (Figura 7).

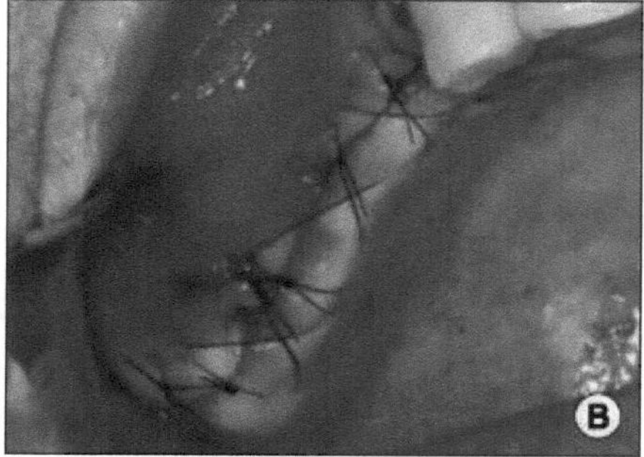

Figura 6: Foi colocada uma sutura sem tensão [55].

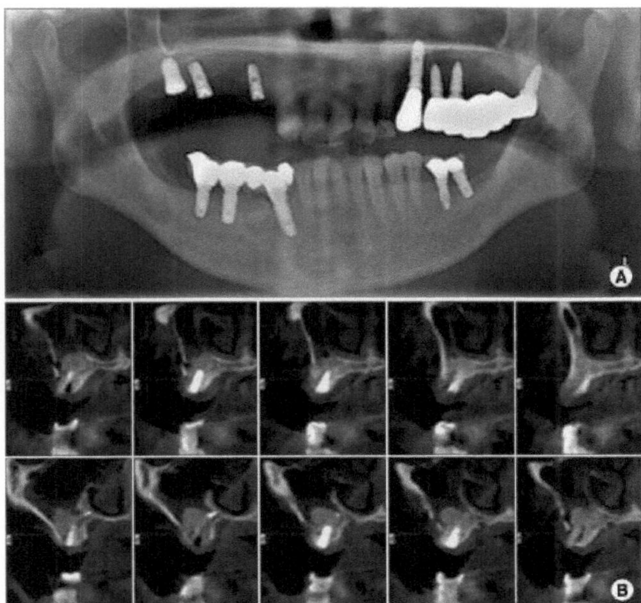

Figura 7: Radiografias pós-operatórias que mostram que a membrana de barreira reabsorvível, que foi fixada internamente e estabilizada por um parafuso de titânio, manteve a sua posição correta e impediu a perda de material de enxerto para a cavidade sinusal. Radiografia panorâmica (A) e imagens de tomografia computorizada de feixe cónico (B) mostrando o parafuso de fixação de titânio na parede óssea medial do seio [55].

к Prescrições e pós-operações

O doente recebeu analgésicos e antibióticos durante 10 dias, tendo-lhe sido também prescrito um colutório de clorexidina a 0,2% três vezes por dia.

As suturas foram removidas 10 dias após a cirurgia. O paciente não referiu quaisquer sintomas sinusais associados a complicações durante o período de cicatrização. Após 6 meses, os implantes foram descobertos e foram colocados pilares de cicatrização. O paciente recebeu restaurações provisórias seguindo o protocolo de carga progressiva.

Finalmente, 12 meses após os procedimentos iniciais de colocação de implantes e elevação do seio maxilar, as restaurações finais foram entregues e o paciente ficou satisfeito com o resultado (Fig. 7).

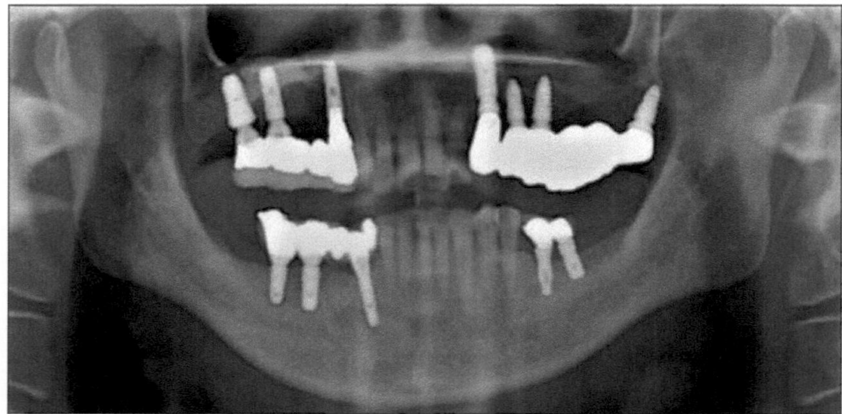

Figura 8: Radiografia panorâmica obtida após a colocação da restauração definitiva [55].

2.LEVANTAR O TETO
DO FUNDO DO SEIO

2.1. Definição de uma elevação do seio maxilar

A elevação do seio maxilar é um procedimento cirúrgico concebido para aumentar a altura do pavimento do seio maxilar. Durante este procedimento, é efectuada uma abertura na parede lateral ou alveolar do seio maxilar para obter acesso ao interior do seio. Esta abertura é então cuidadosamente deslocada e posicionada horizontalmente, criando uma porta de entrada para o interior do seio (Figura 9) [103].

Uma vez que a porta da dobradiça superior esteja corretamente posicionada, é criado um espaço sob o novo pavimento do seio maxilar elevado. A mucosa maxilar medial, que cobre o interior do seio, também é levantada para formar uma cavidade de tamanho suficiente. Esta cavidade recém-criada pode ser usada para colocar um enxerto ósseo ou material de preenchimento, promovendo assim o crescimento e a regeneração óssea na área do seio [103].

É essencial notar que a decisão de efetuar um aumento do seio maxilar é baseada numa avaliação completa da situação clínica, incluindo análise radiográfica e discussão com o paciente. Neste caso particular, a altura óssea residual insuficiente, medida em menos de 5 mm, foi um fator decisivo para optar pela elevação do seio maxilar para melhorar o resultado e a função dos implantes dentários na região posterior do maxilar [103].

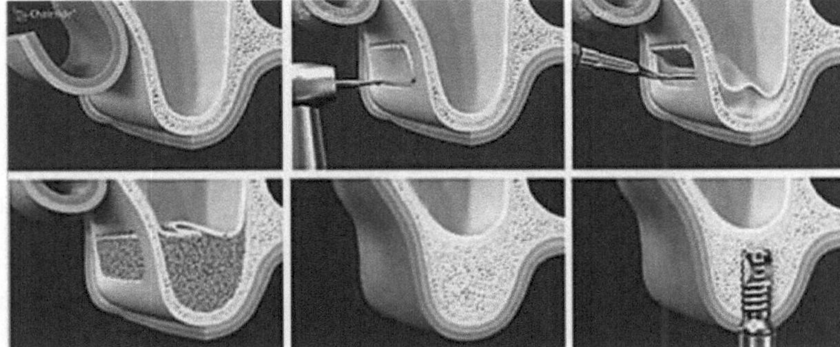

Figura 9: Elevação do seio lateral [112].

2.2. História

Em 1897, H. Luc [69], um laringologista francês que trabalhava no tratamento do empiema sinusal, propôs uma nova técnica de abertura do seio maxilar, acessando-o através da fossa canina. Esse método envolve uma incisão gengivolabial de 15mm, revelando a parede externa do seio. Esta parede é então perfurada ao nível da fossa canina, logo acima dos ápices dos pré-molares. A abertura assim criada é alargada, a parede nasal é perfurada no seu ponto mais anterior e mais inclinado, e depois é inserido um mecha trans-sinusal [103].

É importante ressaltar que esta técnica de abertura do antro de Highmore foi descrita pela primeira vez por um americano em 1893, G.W. Caldwell [16], no Congresso da New York Eye Infirmary. Caldwell e Luc trabalharam de forma independente, um em Nova York e o outro em Paris, e a técnica de abertura do seio através da fossa canina ficou conhecida como técnica de Caldwell-Luc.

Este procedimento tornou-se o método de referência para o tratamento das doenças sinusais. Mais tarde, o desenvolvimento da cirurgia endoscópica abriu novas perspectivas e limitou a utilização da técnica de Caldwell-Luc [16]. No final dos anos 60 e durante os anos 70, uma equipa sueca de Goteborg desenvolveu um sistema de implantes endósseos para edêntulas mandibulares totais. Este trabalho levou à publicação, em 1977, por Branemark e colegas, de um artigo sobre o conceito de osteointegração de implantes de titânio, resultado de um estudo clínico com um seguimento de 10 anos. Como resultado, estes implantes de titânio passaram a ser utilizados não só na mandíbula, mas também na maxila, apesar da presença de seios maxilares e da baixa altura sub-sinusal, o que limitava as suas indicações.

2.2.1. Transplantes sinusais descritos por Tatum, Boyne e James

Na década de 1970, Tatum [98] resolveu o problema associado à presença dos seios maxilares propondo uma técnica cirúrgica. Após a elevação de um retalho vestibular, é criada uma janela óssea na fossa canina, preservando a membrana de Schneider. Esta membrana é cuidadosamente descolada da parte inferior do seio, criando um espaço vazio que é preenchido com lascas de osso autógeno retiradas da crista ilíaca. O retalho é então reposicionado e suturado hermeticamente. Este procedimento aumenta a altura do osso sub-sinusal, permitindo a colocação de implantes dentários na região posterior do maxilar seis meses mais tarde.

Em 1980, Boyne e James [15], seguidos por Tatum [98] em 1986, estiveram entre os primeiros a publicar sobre enxertos sinusais, e o início dos anos 90 assistiu a um interesse crescente por esta técnica. Surgiram numerosos materiais de preenchimento.

Em 1996, foi realizada em Massachusetts uma conferência de consenso sobre enxertos sinusais, relatada por Jensen e Schulman [53] em 1998, estabelecendo que o enxerto sinusal é uma técnica fiável e comprovada.

No entanto, alguns criticaram as sequelas pós-operatórias relativamente pesadas associadas aos enxertos descritos por Tatum [72]. Em 1994, Summers [96] propôs uma abordagem alternativa usando osteótomos para elevar o assoalho do seio crestalmente, um método considerado menos invasivo e associado a efeitos pós-operatórios mais leves.

Atualmente, coexistem dois protocolos de enxerto sinusal: a abordagem lateral iniciada por Tatum e a abordagem crestal com osteótomos de Summers [96]. No entanto, as indicações para uma ou outra destas abordagens cirúrgicas são diferentes.

A elevação do seio maxilar pode ser realizada usando duas abordagens principais: a abordagem lateral e a abordagem crestal. A abordagem lateral, descrita pela primeira vez por Tatum em 1976 [98] e publicada por Boyne e James em 1980, envolve o uso de osso autógeno como material de preenchimento [15]. Posteriormente, em 1994, Summers descreveu outro método, denominado "técnica do osteótomo", que utiliza osteótomos de diferentes diâmetros para uma abordagem mais simples e menos invasiva, permitindo a colocação simultânea de implantes [96].

A escolha da abordagem para a elevação do seio maxilar depende de vários factores, incluindo o volume ósseo residual, incluindo a altura óssea residual (RBH) e a espessura do septo ósseo residual (BDS), conforme descrito na recente classificação de Chiapasco. Em ambas as técnicas, o objetivo é conseguir uma regeneração óssea guiada (ROG). Os autores utilizam geralmente um material de preenchimento e uma membrana para promover este aumento ósseo. Nesta secção, será feita uma revisão dos diferentes materiais e membranas utilizados na regeneração óssea na região posterior do maxilar, de modo a compreender melhor este problema.

2.3. Indicações

A elevação do seio maxilar é indicada quando o volume ósseo residual é insuficiente: Após a perda dos dentes maxilares, as alterações fisiológicas do osso e dos seios da face levam a uma diminuição da altura óssea da crista óssea, juntamente com a pneumatização dos seios da face. A classificação estabelecida por MISCH [72] permite caraterizar este contexto ósseo, subdividindo a altura óssea residual em quatro segmentos (de SA-1 a SA-4), desde o topo da crista óssea até ao fundo do seio: (SA = subantral)

- SA-1 está associado a uma altura óssea residual igual ou superior a 12 mm, o que permite a fixação de implantes sem necessidade de aumento ósseo (ver Figura 10).

- SA-2 envolve uma altura óssea entre 8 e 12 mm, o que permite a fixação de implantes após a elevação prévia do pavimento da crista. (Ver Figura 10)

- O SA-3 está associado a uma altura óssea entre 5 e 8 mm, necessitando de preenchimento do seio lateral. No entanto, nesta situação, os implantes podem ser colocados em simultâneo com a obturação, desde que haja estabilidade primária. (Ver Figura 10)

- SA-4 envolve uma altura óssea que varia entre 0 e 5 mm, necessitando também de enxerto através de uma abordagem lateral. No entanto, neste caso, é necessária uma segunda fase cirúrgica para colocar os implantes. (Ver Figura 10)

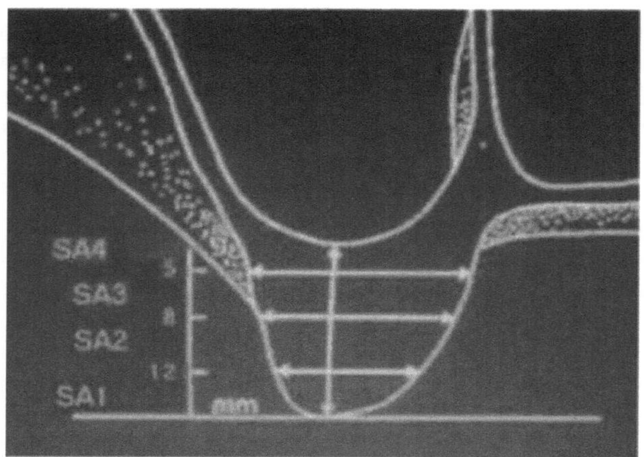

Figura 10: Classificação da MISH de acordo com a altura do osso residual [79].

2.4. Contra-indicações

2.4.1. Contra-indicações gerais

As principais contra-indicações são
- O risco de endocardite infecciosa do grupo A [47],
- Tratamento prévio com bifosfonatos intravenosos [2].
- Radioterapia cervico-facial prévia, com uma dose total superior a 60 Gray [5],
- Imunodeficiência, com uma contagem de CD4 inferior a 400/mm3,
- Riscos de hemorragia de todos os tipos (perturbações da hemostase ou medicamentos anticoagulantes/agregantes plaquetários),
- Diabetes desequilibrada,
- Doença óssea (doença de Paget, fibrodisplasia),
- Alergias ou intolerância a produtos anestésicos,
- Dependências (álcool, drogas, tabaco) [57]
- Perturbações psicológicas.

Em todos os casos, uma colaboração estreita com o médico assistente e o otorrinolaringologista deve permitir uma avaliação meticulosa da situação, a fim de excluir os riscos potenciais associados a uma deterioração do estado geral do doente.

2.4.2. Contra-indicações locais

As contra-indicações locais normalmente tidas em conta são as seguintes [57]:
- Sinusite maxilar agudaë
- Quistos ou tumores do maxilar
- Doença periodontal grave ou não tratada
- Infecções sinusais de origem periodontal ou endodôntica (aspergilose, cisto periodontal)
- Obstrução dos desfiladeiros óstio-meáticos
- Distância excessiva entre cristas.

- Hipoplasia ou aplasia sinusal
- Fístula oroantral

É importante assegurar que o paciente está a colaborar corretamente no que diz respeito à higiene oral e ao cumprimento das recomendações pós-operatórias, de modo a minimizar quaisquer complicações que possam surgir.

Para investigar estas contra-indicações locais, é essencial dispor de dados de tomografia computadorizada que cubram toda a cavidade sinusal, permitindo um exame completo e sistemático do seio.

2.5. Técnicas de elevação do seio maxilar

Existem atualmente duas técnicas amplamente utilizadas para a elevação do seio maxilar.

- A via lateral: um método convencional direto.
- Por via crestal: um método indireto e menos invasivo.

2.5.1. Avaliação pré-cirúrgica

O objetivo da avaliação pré-cirúrgica é efetuar uma análise completa de todos os factores individuais do paciente, a fim de definir um plano de tratamento adequado. Tem em conta os imperativos anatómicos, fisiológicos, emocionais e económicos do paciente, bem como os imperativos cirúrgicos e protéticos do médico.

Esta avaliação tem lugar durante uma consulta pré-operatória e segue as seguintes etapas [4,81]:

1. Ter em conta os pedidos e as expectativas do paciente.
2. Avaliação da motivação e da cooperação do doente.
3. Avaliação do estilo de vida do doente, nomeadamente no que diz respeito aos hábitos tabágicos e outras dependências.
4. Estudo do questionário médico para identificar as patologias, os medicamentos, as alergias e os antecedentes médicos e cirúrgicos do paciente.
5. Avaliação dos factores de risco individuais e, se necessário, contacto com o médico de família do doente.
6. Exame extra-oral pormenorizado, incluindo a observação da simetria facial, a harmonia das camadas faciais, a morfologia dos lábios e o sorriso.
7. Exame intra-oral pormenorizado, incluindo a avaliação da higiene oral, da saúde periodontal, do estado dos dentes, das zonas edêntulas, das relações inter-arcos, da oclusão e da presença de qualquer reflexo de náusea.
8. Exames radiográficos adicionais para obter mais informações.
9. Fotografias e impressões para criar modelos de estudo.
10. Elaboração de um plano de tratamento adaptado às necessidades do paciente e apresentação de um orçamento detalhado das intervenções propostas.

Esta avaliação exaustiva permite ao médico tomar decisões informadas e adaptar o tratamento às necessidades específicas de cada paciente.

2.5.2. Controlo radiológico

Um exame radiológico minucioso é de importância crucial no planeamento de qualquer procedimento cirúrgico, particularmente no caso do preenchimento subsinusal. O seu objetivo é confirmar a adequação e a viabilidade da operação, fornecer informações pormenorizadas sobre as estruturas anatómicas locais (tais como a estrutura óssea, o volume, a densidade, os obstáculos anatómicos, bem como as estruturas nervosas e vasculares) e realçar as caraterísticas específicas dos seios paranasais (volume, partição, ápice residual, patologia da mucosa).

A gama de exames disponíveis aumentou com a revolução tecnológica e informática e compreende dois aspectos:

- Imagens bidimensionais (radiografia intra-oral, panorâmica, Blondeau, telerradiografia de perfil),

- Imagiologia tridimensional (scanner ou DM. MRI e, mais recentemente, CBCT).

O protocolo padrão de exploração radiográfica para preenchimento do seio maxilar e planeamento pré-implante baseia-se nas recomendações mais recentes dos investigadores e da Autoridade Nacional de Saúde Francesa (HAS) [78]. Inicialmente, envolve radiografia panorâmica ou ortopantomografia (OPT), seguida de tomografia computorizada de feixe cónico (CBCT).

κ Cliché panorâmico

A radiografia panorâmica ou ortopantomografia (OPT) deve ser utilizada como primeira linha de defesa devido à sua facilidade de acesso, baixa exposição à radiação e amplo campo de exploração. Este exame proporciona uma visão global e sintética da cavidade oral e das principais estruturas ósseas e dentárias [17]. É o exame preliminar recomendado para a primeira consulta de um novo paciente.

No entanto, é de salientar que a radiografia panorâmica não permite uma avaliação quantitativa e qualitativa do volume ósseo disponível para implantação ou enxerto intrassinusal. As medições que podem ser efectuadas limitam-se à altura do osso. κ
TDM

O Cone-Beam ou CBCT surge atualmente como o método de referência para a análise anatómica dos locais de implantação e planeamento terapêutico [46], ultrapassando a TC devido às vantagens inerentes à sua tecnologia. Esta técnica baseia-se na aquisição digital de dados através da digitalização de um feixe de raios X em forma de cone em torno do paciente, que são depois processados por computador para reconstruir o volume explorado. Esta abordagem permite navegar através da imagem em todos os planos espaciais e criar secções de "interesse" para a cirurgia. Além disso, pode ser associada a software de simulação de implantes para avaliar objetivamente a viabilidade do procedimento cirúrgico.

Em comparação com a tomografia computorizada, a CBCT oferece uma melhor resolução espacial com voxels mais pequenos, uma dose de radiação cerca de 25 vezes inferior (para um volume equivalente explorado) e, sobretudo, a possibilidade de ajustar o tamanho e a resolução do exame em função do procedimento previsto, quer se trate de um pequeno volume limitado a um único dente ou de um grande volume que abranja todo o crânio.

► CBCT

De um ponto de vista clínico, a utilização da tomografia computorizada de feixe cónico (CBCT) melhora significativamente a avaliação de diagnóstico em comparação com as imagens 2D, fornecendo informações adicionais sobre os seios maxilares e as estruturas circundantes. Estes dados de diagnóstico são particularmente cruciais em conjunto com o planeamento do Sinuslift, uma vez que uma análise radiológica minuciosa é essencial não só para os procedimentos sinusais, mas também para a colocação de implantes. As caraterísticas de diagnóstico derivadas das imagens de CBCT que são potencialmente relevantes do ponto de vista clínico para o sucesso de um procedimento de Sinuslift, e que podem permanecer insuspeitas com imagens 2D, incluem:

- **Anatomia do seio maxilar e do crete alveolar :**

A TCFC fornece informações anatómicas detalhadas sobre a morfologia do seio e o volume do sulco alveolar residual. Esta informação é inestimável para determinar a abordagem ideal para aceder ao seio e avaliar a qualidade do osso do paciente para enxerto [84,102] (Figura 11).

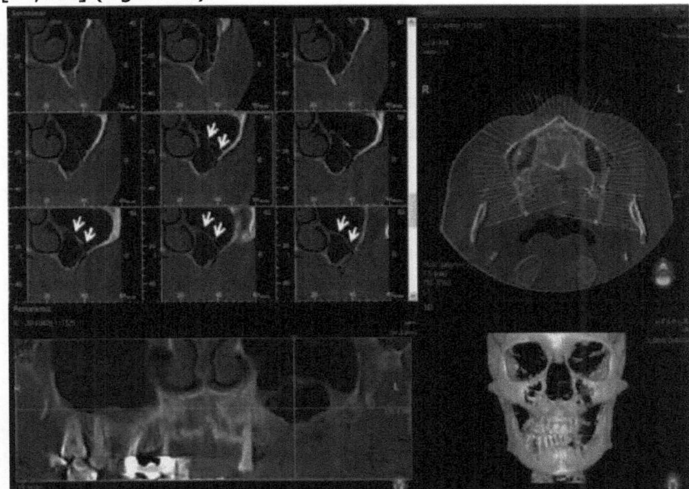

Figura 11: TCFC após elevação do seio maxilar com retalho ósseo para preservar o espaço (setas). [59]

- **Relação do seio maxilar com as raízes dos dentes adjacentes:**

A proximidade das raízes dentárias com a membrana schneideriana é avaliada para minimizar o risco de perfuração durante a elevação do seio. O estado de saúde dos dentes adjacentes também é examinado para detetar quaisquer patologias apicais pré-existentes susceptíveis de influenciar o sucesso do enxerto [29,84] .

- **Espessura da membrana Schneideriana :**

A TCFC é uma ferramenta útil para medir a espessura da membrana sinusal [52,56], um fator associado ao risco de perfuração [11]. A mucosa sinusal saudável tem uma espessura média de aproximadamente 1 mm, embora isso possa variar consideravelmente de um indivíduo para outro [73]. É de salientar que espessuras superiores a 2 mm aumentam o risco de sinusite após elevação da membrana sinusal, e valores superiores a 5 mm aumentam o risco de obstrução do óstio [92,99].

- **O septo do seio maxilar [14,89].**

É frequentemente observado em aproximadamente um terço dos pacientes, uma caraterística idealmente identificada usando imagens tridimensionais (3D) [74]. Compreender a localização e a morfologia dos septos é de importância crucial no planeamento do levantamento do seio, uma vez que está associado a um maior risco de perfuração da membrana sinusal durante o procedimento. Na presença de um septo, o desenho da osteotomia pode precisar ser adaptado de uma técnica de janela única para duas janelas menores em cada lado do septo ou o uso de uma técnica de armadilha em forma de W. Assim, as imagens de TCFC desempenham um papel fundamental no desenvolvimento de um plano de tratamento adequado [110].

- **O óstio do seio maxilar**

É também de importância vital, uma vez que a cicatrização pós-sinuslift depende em grande medida de uma drenagem adequada para a cavidade nasal. A avaliação da permeabilidade do óstio antes da cirurgia é fundamental para evitar complicações como sinusite ou insucesso cirúrgico. Além disso, a busca por óstios acessórios, que podem interferir na ventilação e drenagem do seio, é necessária [107].

- **A largura do pavimento do seio maxilar**

A distância e a angulação entre as paredes lateral e medial do seio são caraterísticas anatómicas essenciais a serem avaliadas através da TCFC. Isto permite determinar a complexidade potencial do procedimento de elevação do seio maxilar, particularmente no caso de seios maxilares demasiado estreitos ou demasiado largos com angulações pronunciadas. A imagem de TCFC fornece uma medida precisa da largura do seio, orientando a escolha da abordagem cirúrgica apropriada, por exemplo, evitando uma técnica de armadilha que não é recomendada para seios estreitos [18].(Figura 12)

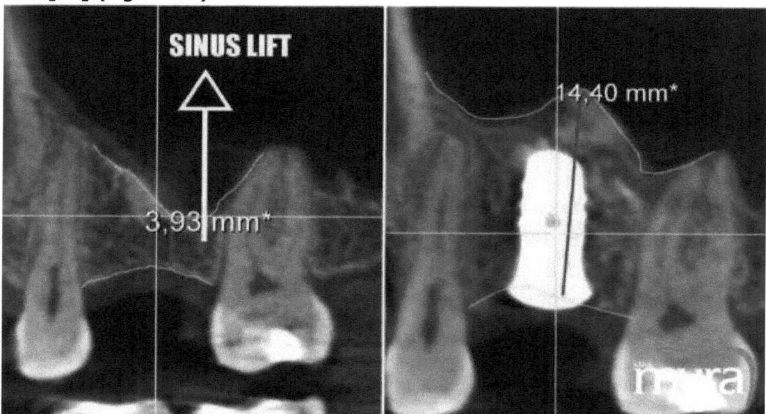

Figura 12: Cone Beam mostrando a espessura do assoalho do seio maxilar [4].

- **Espessura da parede lateral do seio maxilar**

Este é um parâmetro crucial para avaliar na fase de diagnóstico com a TCFC, porque uma parede espessa complica a elevação do seio, prolonga o tempo de operação e aumenta o risco de perfuração. Assim, a imagem de CBCT é recomendada para ajudar o cirurgião no processo de tomada de decisão, permitindo-lhe avaliar a espessura da parede do seio em 3D e escolher a área com a menor espessura, a fim de minimizar as complicações [67].

- **Artéria alvéolo-antral**

As imagens de CBCT fornecem uma representação precisa da artéria alveolar-antral, permitindo um planeamento cirúrgico ideal para o acesso ao seio. As artérias alvéolo-antrais, com um diâmetro superior a 0,5 mm, são discerníveis na CBCT, e um diâmetro superior a 3 mm sugere uma hemorragia potencialmente abundante. Na presença desta artéria no local da osteotomia, recomenda-se a utilização de um dispositivo cirúrgico piezoelétrico. Ajustar o desenho da janela de osteotomia de uma forma oval para uma forma redonda sobre ou de ambos os lados desta artéria pode evitar lesões [44].

- **Estimativa do volume do enxerto**

A estimativa do volume do enxerto, utilizando imagens de CBCT combinadas com software de planeamento, pode ser utilizada para medir o volume necessário para o enxerto [49]. O planeamento pré-operatório preciso do volume do enxerto ajuda a evitar o enchimento excessivo do seio, a decidir sobre a proporção entre osso e substitutos ósseos, e a estimar os custos do xenoenxerto antes da cirurgia. Nos casos de colheita de enxerto autógeno, o conhecimento prévio da quantidade necessária é essencial para selecionar a região dadora ideal, reduzir o tempo e a complexidade dos procedimentos e minimizar potenciais complicações pós-operatórias [1].

2.5.3. Protocolos

2.5.3.1.   Abordagem lateral

κ Definição

Descrita por Hitl TATUM em 1974, esta técnica utiliza uma variante da abordagem Caldwell-Luc para penetrar no seio. Esta técnica é indicada quando a altura da fenda residual é inferior a 3 mm,

κ Protocolo de funcionamento para elevação lateral do seio maxilar [4,65,98].

1. O anestésico local é administrado na região vestibular e palatina, estendendo-se desde o canino até à parte posterior da tuberosidade. Esta anestesia será completada pela anestesia da mucosa crestal e papilar na presença de dentes.

2. É efectuado um traço de incisão ao longo da creta, com cortes mesial e distal. De acordo com o Dr. Antoun H [4], é importante ter em conta vários factores ao fazer a incisão adequada:

- O tamanho do seio maxilar
- A posição ideal para a osteotomia
- A presença ou ausência de dentes adjacentes
- Colocação ou não de implantes no intra-operatório
- A situação anatómica do nervo maxilar (V2) e dos seus ramos, de modo a não os sobrecarregar durante a incisão 2.

Será efectuada uma incisão na crista edêntula, ligeiramente deslocada em direção ao palato, ou uma incisão intrasulcular se existirem dentes. Esta incisão deve ser de espessura total e maior do que a fenestração óssea planeada, estendendo-se um centímetro mesialmente e um centímetro distalmente.

Uma incisão de alívio mesial, também de espessura total, começa na extremidade mesial da incisão crestal, subindo para o vestíbulo, cortando a gengiva queratinizada e a mucosa livre, a uma distância da área mais anterior da futura janela óssea.

É efectuada uma incisão de descarga distal (opcional) com o cuidado de preservar a vascularização do retalho.

3. O retalho de espessura total é delicadamente descolado para expor a parede anterolateral da maxila até à base do osso zigomático. Este descolamento é efectuado respeitando o V2.

4. Será criada uma janela de osso por osteotomia, que pode ter uma forma oval ou retangular. Será suficientemente pequena para assegurar a estabilidade do enxerto, garantindo simultaneamente uma boa vascularização e cicatrização.

A osteotomia pode então ser efectuada de 2 formas:
- Abordagem não conservadora da janela óssea
- Abordagem conservadora da janela óssea
- A escolha do médico depende da dificuldade da operação (Quadro 1).

Tabela 1: Possíveis tipos de osteotomia e materiais utilizados.

Não conservador	Curador
Figura 13: Osteotomia com uma broca de diamante [59].	**Figura 14: Osteotomia com uma pastilha piezoeléctrica em forma de serra [12].**
Nesta abordagem, é criado um <u>corte</u> para aceder ao seio. A janela do seio pode ser destacada ou reclinada dentro do seio.	Nesta abordagem, é criada uma <u>mini-trincheira</u>. A janela é destacada, preservada em soro fisiológico durante a operação e depois reposicionada no final do procedimento. A vantagem desta técnica é o facto de ser mais biológica e conservadora.
Equipamento utilizado	
<u>Fresa de topo de esferas de tungsténio</u> seguida de uma fresa <u>de topo de diamante</u> montada numa peça de mão	Inserção piezoeléctrica: inserção fina em forma de serra (mais ou menos angular)
Inserção de bola de diamante por ultra-sons (US) (se o córtex for fino, ou seja, <2 mm)	
<u>Fresa de topo de esferas de tungsténio</u> seguida de uma <u>pastilha de esferas de diamante dos EUA</u>	

5. A membrana de Schneider será descolada para libertar a janela óssea nas suas partes inferior e proximal. Os profissionais utilizam uma variedade de métodos para descolar a membrana sinusal, desde a cirurgia piezoeléctrica até à cureta manual. O

descolamento posterior envolve o uso de curetas manuais com diferentes angulações. Durante este procedimento, devem ser observadas várias condições para minimizar o risco de perfuração da membrana sinusal (Figura 15):
- As curetas devem manter um contacto contínuo com as paredes do osso.
- A parte convexa da cureta deve ser sempre direcionada para a mucosa do seio.
- O descolamento deve ser efectuado de forma gradual, soltando progressivamente a mucosa.

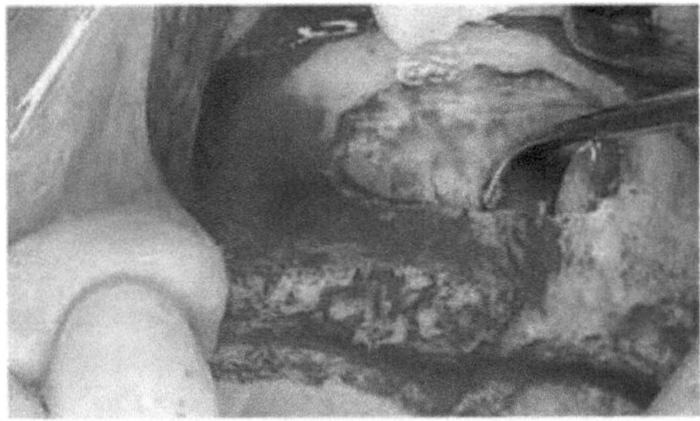

Figura 15: Descolamento da membrana sinusal com uma cureta [31].

6. A janela óssea será então levantada para cima, levando consigo a membrana do seio para criar um leito côncavo para o enxerto, tendo o cuidado de não obstruir o orifício de drenagem do seio. A membrana deve ser separada da parede medial do seio para evitar a formação de uma bolsa sinusal ou cul-de-sac.
7. O enxerto é cuidadosamente preparado, hidratando-o com soro fisiológico ou com o sangue do próprio doente.
8. O enxerto ósseo será colocado em contacto estreito com as paredes ósseas do seio, de forma compacta para evitar bolsas de ar ou espaços vazios. (Figura 16).

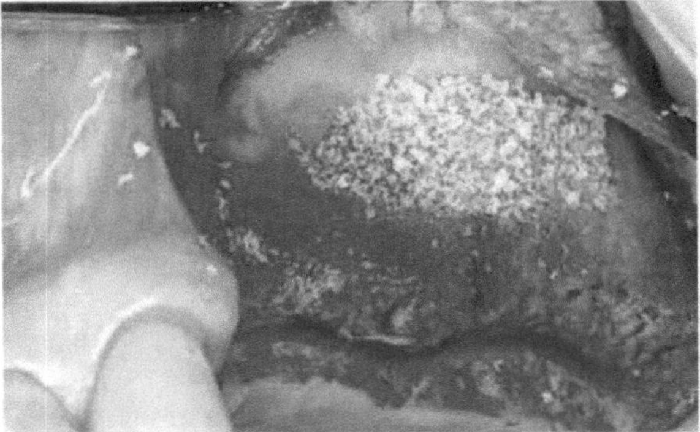

Figura 16: Colocação do enxerto [31].

9. Uma membrana de colagénio reabsorvível, cuja superfície excede a da janela óssea, pode ser posicionada para cobrir os bordos numa distância de 3 mm. O papel desta membrana é estabilizar o enxerto e proteger o local (Figura 17).

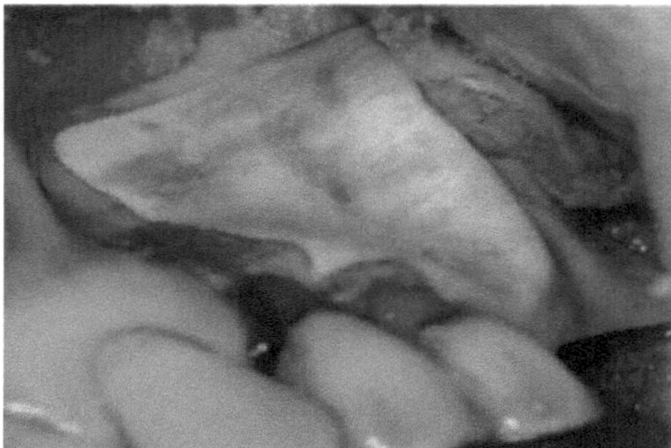

Figura 17: Cobertura do enxerto com uma membrana de colagénio reabsorvível [43].

10. Por fim, o retalho é reposicionado e suturado, assegurando um fecho hermético sem tensão, através de pontos descontínuos espaçados de 5 mm com fio não absorvível (Figura 18).

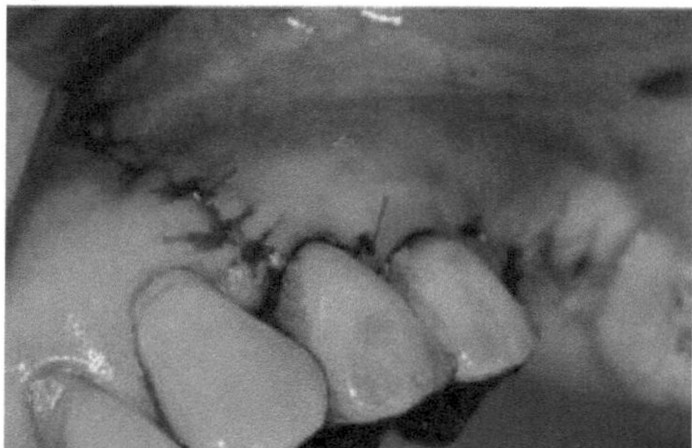

Figura 18: Substituição do retalho e sutura [43].

2.5.3.2.   Abordagem crestal

κ **Definição**

A técnica de abordagem crestal para elevação do seio maxilar foi introduzida por Summers [96] em 1994.

Ao contrário da abordagem lateral, a abordagem crestal, também conhecida como cirurgia de Summers, evita a necessidade de uma abordagem lateral. O seio é acedido diretamente a partir do topo da crista. Utilizando osteótomos de tamanho crescente com pontas rombas [96], a membrana do seio é retirada verticalmente, mantendo a membrana elevada para encorajar a formação de um coágulo sanguíneo. Este coágulo irá apoiar a colonização por células formadoras de osso, estimulando a formação óssea.

Embora esta técnica seja menos invasiva do que a abordagem lateral e geralmente leve a menos complicações pós-operatórias, ela apresenta alguns desafios. A visibilidade da membrana durante a cirurgia é limitada, o que aumenta o risco de perfuração. Além disso, a abordagem crestal não é adequada para todas as situações, e é indicada principalmente quando há um volume ósseo residual mínimo de pelo menos 5 mm [43].

κ O protocolo cirúrgico inclui os seguintes passos

1) Anestesia

2) Preparação do campo operatório

3) É efectuada uma incisão na crista, acompanhada de incisões sulcais e/ou verticais para expor o local do osso. Os retalhos vestibular e palatino são removidos.

4) Início de uma osteotomia da crista óssea no local do implante com uma broca esférica. Os osteótomos de diâmetro crescente são então introduzidos no local com um martelo, em golpes sucessivos, para preparar o local do implante, elevar o fundo do seio e criar o espaço necessário para a inserção do implante (Figura 19). Os osteótomos podem ser angulados ou rectos, e de diferentes diâmetros (Figura 20) [6,43,96].

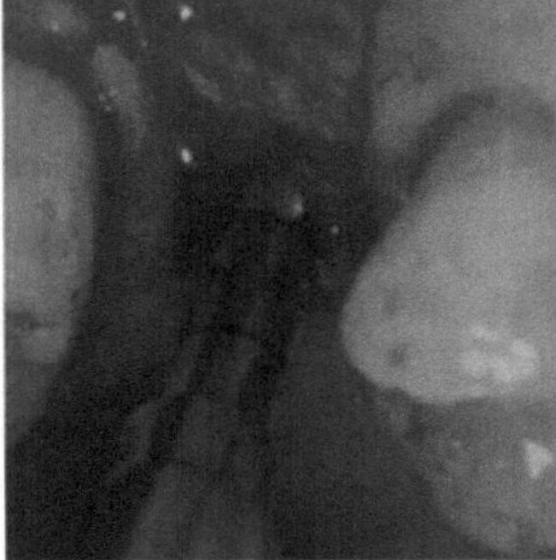

Figura 19: Utilização de um osteótomo para levantar o pavimento do seio [87].

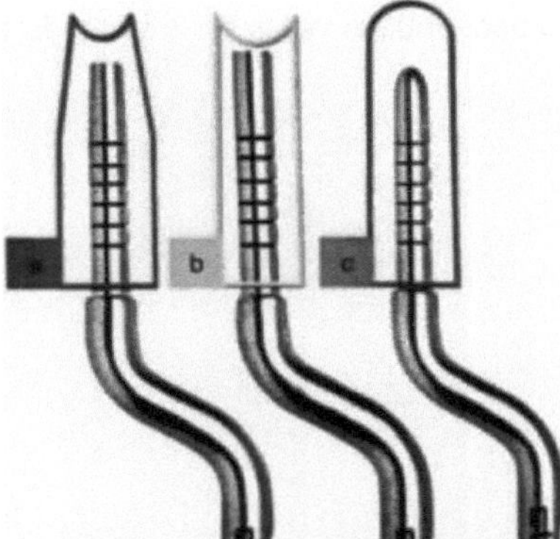

Figura 20: Diferentes osteótomos [118] a) Osteótomo cilíndrico-cónico com extremidade côncava; b) Osteótomo cilíndrico com extremidade côncava; c) Osteótomo cilíndrico com extremidade convexa arredondada.

A profundidade dos osteótomos é escolhida de acordo com a altura do rebordo alveolar medida previamente. O último osteótomo deve ser 1 mm mais pequeno do que o diâmetro do implante, mantendo-se a 1 mm do fundo do seio, favorecendo assim a estabilidade primária do implante. Em alguns casos difíceis, pode ser

utilizada uma broca de implante adaptada, parando a 1 mm do fundo do seio, seguida da utilização de um osteótomo de menor diâmetro [43,98].
5) Verificar a integridade da membrana utilizando um medidor de profundidade na extremidade não traumática da espuma. A resistência deve ser percetível para evitar a perfuração da membrana [96].
6) Colocação instantânea ou retardada do implante. A inserção pode ser efectuada com um motor até ao limite apical do vazio ósseo residual. Para levantar suavemente a membrana sem a danificar, a inserção é de preferência efectuada com uma chave dinamométrica [6,96].
7) As suturas são feitas com a composição e o tamanho do fio à escolha do operador.
Os pólipos inflamatórios dos seios paranasais, aqui abordados, são crescimentos da mucosa dos seios paranasais provocados por alergias e infecções do sistema sinusal. Estes pólipos, que são geralmente benignos, podem ser únicos ou múltiplos, medindo por vezes até 5 cm. Um pólipo sinusal isolado é frequentemente assintomático e localiza-se mais frequentemente na parede posterior (92,3%) ou lateral (61,5%), mais raramente no pavimento do seio (38,5%).

2.5.4. Complicações

As complicações relacionadas com a cirurgia de elevação do seio maxilar podem ocorrer em dois momentos diferentes: durante a cirurgia (per-operatório) ou após a cirurgia (pós-operatório). Embora estas complicações sejam geralmente raras, é essencial que o médico esteja ciente delas, a fim de as prevenir [4].
As complicações intra-operatórias podem incluir :
- Perfuração da membrana do seio: Pode ocorrer quando se tenta levantar a membrana, resultando numa comunicação direta entre o seio e a cavidade oral. No entanto, esta complicação pode muitas vezes ser tratada durante a mesma cirurgia. (Figura 21)

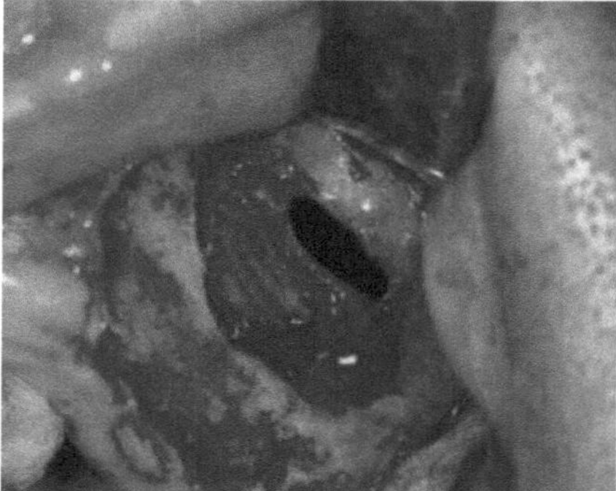

Figura 21: Membrana perfurada do seio maxilar [85].

- Hemorragia: Podem ocorrer hemorragias excessivas durante a operação. É necessário um bom controlo da hemostase para evitar esta complicação.
- Lesões da artéria alveolar antral

As complicações pós-operatórias podem incluir
- Hematoma subcutâneo: Pode ocorrer uma acumulação de sangue sob a pele após a cirurgia, causando inchaço e dor.
- Hemossinus: Trata-se de uma hemorragia nos seios nasais, que pode provocar sintomas como epistaxis (hemorragia nasal).
- Comunicação buco-sinusal: Uma abertura persistente entre o seio e a cavidade oral pode levar à fuga de ar e fluidos, perturbando a cicatrização e aumentando o risco de infeção.
- Deslocação do substituto ósseo enxertado: O material de enchimento utilizado pode deslocar-se da sua posição pretendida, afectando o sucesso do enxerto.
- Rutura da sutura com exposição do local da cirurgia: Se as suturas não se mantiverem no lugar, o local da cirurgia pode ficar exposto, aumentando o risco de infeção.
- Infeção do enxerto: Qualquer procedimento cirúrgico comporta um risco de infeção, e a cirurgia de elevação do seio maxilar não é exceção.
- Sinusite aguda ou crónica : A elevação do seio nasal pode provocar uma inflamação da mucosa do seio nasal, levando a uma sinusite aguda ou crónica.
É essencial que o médico tome todas as medidas necessárias para minimizar o risco de complicações e siga os protocolos pós-operatórios adequados para garantir uma operação bem sucedida e cicatrizante.

2.5.5. Factores de risco para perfuração
2.5.5.1. Pólipo sinusal [24,91].
É importante salientar que a presença de pólipos sinusais inflamatórios não é necessariamente uma contraindicação para o preenchimento do seio, desde que não bloqueiem a carne média. No entanto, recomenda-se a realização de sinusoscopia para avaliar o risco potencial, uma vez que a presença de pólipos pode tornar o descolamento da membrana mais complexo e aumentar o risco de bloqueio secundário do óstio.

Se a carne média estiver bloqueada por um pólipo, será necessária uma cirurgia antes de considerar um enxerto sinusal.

2.5.5.2. Septo intra-sinusal [41,42,54,66,74,80,86,104,106].
Os septos intra-sinusais, também conhecidos como septos de Underwood, formam paredes ósseas que dividem parcial ou totalmente as cavidades sinusais, criando pequenos seios acessórios (ver Figura 22). Esses septos atuam como reforços ósseos durante a fase dentária da mastigação e parecem diminuir progressivamente com a perda dentária.

Alguns autores desenvolveram uma classificação dos septos de acordo com a sua origem:
- Os septos primários formam-se paralelamente ao desenvolvimento da maxila e estão presentes durante a fase dentária.
- Os septos secundários surgem após a perda de dentes, como resultado da reabsorção selectiva do fundo do seio, e assumem a forma de saliências e depressões.

Os septos primários são significativamente mais longos do que os septos secundários, e são capazes de causar a divisão completa do seio.

Estes septos primários podem assumir diversas formas, consoante o seu tamanho e orientação (sagital ou frontal), e podem constituir um obstáculo à preservação da membrana de Schneider.

Segundo os estudos, estes septos estão presentes em cerca de 28% dos casos (24% a 32% consoante o estudo) e são visíveis na tomografia computorizada de feixe cónico (TCFC). É essencial utilizar a TCFC para diagnosticar os septos intrasinusais, uma vez que os estudos demonstraram falsos negativos com radiografias panorâmicas dentomaxilares (21% de falsos negativos em comparação com a TCFC e as radiografias 2D).

A localização preferida dos septos é nos primeiros molares superiores (28,6%), segundos molares superiores (22,9%) e segundos pré-molares superiores (22,9%). A sua altura média varia de 2,8 a 8,1 mm.

É importante referir que não existe correlação entre a presença de septos e factores como o sexo, a idade ou o litoral, embora exista uma prevalência ligeiramente superior na população asiática (22,9%). Os septos são geralmente individuais e não múltiplos dentro do mesmo seio (dois septos em 3,7% dos casos, três ou mais septos em 0,5% dos casos), com uma orientação mais frequente transversal do que sagital. Para além disso, a sua espessura tende a aumentar da porção lateral para a medial.

Estes septos podem ser unilaterais em cerca de 65% dos casos, mas também bilaterais em cerca de 35%. A sua presença pode complicar a elevação do seio através de uma abordagem lateral, aumentando o risco de perfuração da membrana de Schneider.

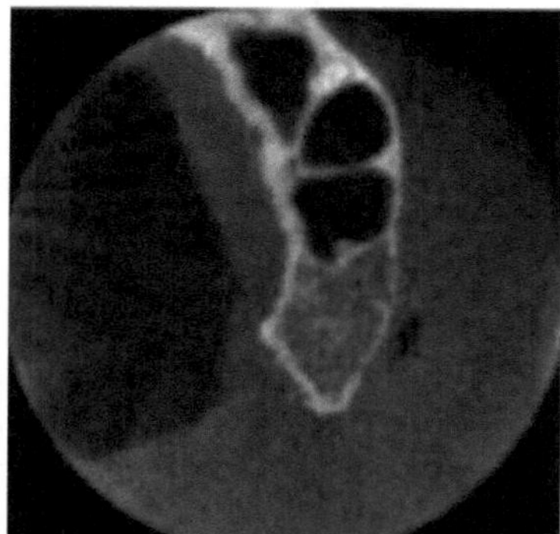

Figura 22. Vista do pescoço dos septos intrassinusais [106].

κ Septos perpendiculares parciais [80,106].

Os septos perpendiculares parciais dividem as cavidades sinusais apenas parcialmente. Podem ser transversais (latero-mediais) em 87,6% dos casos ou sagitais (antero-posteriores) em 11,1% dos casos.

Os septos periculares parciais com uma orientação transversal, localizados anteriormente ao processo zigomático e medindo menos de 6 mm de altura, podem ser integrados no preenchimento do seio através da criação de uma única janela de acesso lateral. No entanto, quando a altura é superior a 6 mm, são necessárias duas janelas de cada lado do septo.

Numa posição posterior ao processo zigomático, a gestão destes septos é uma dificuldade moderada, dependendo também da sua altura. Se o osso tiver menos de 6 mm de altura, uma única janela de acesso lateral é geralmente adequada. No entanto, quando a altura é superior a 6 mm, esta janela única é completada pela remoção do septo com um diamante.

Os septos parciais perpendiculares orientados sagitalmente são considerados uma grande dificuldade para o preenchimento do seio. Para um septo anterior-posterior com menos de 6 mm de altura, é utilizada uma janela de acesso lateral tradicional. No entanto, se o septo for superior a 6 mm, é necessária uma janela de acesso crestal para descolar o um e levantar a membrana do seio.

Em conclusão, a presença de múltiplos septos também representa um desafio significativo, exigindo a criação de várias janelas de acesso. No entanto, é fundamental salientar que a presença de múltiplos septos num mesmo seio é muito rara, representando cerca de 4,2% dos casos (Tabela II).

Tabela II. Classificação dos diferentes septos e tratamento sugerido [106].

Classificação	Localização	Número	Orientação	Tamanho (mm)	Proposta de abordagem terapêutica
Simples					
a	Antero-zigomático	1	Mediolaterale	<6	1 janela de acesso
b	Antero-zigomático	1	Mediolaterale	>6	2 janelas
Moderee					
a	Póstero-zigomático	1	Mediolaterale	<6	1 janela de acesso ou abordagem crestal
b	Postero-zigomático	1	Mediolaterale	>6	1 janela acesso e zygomatica remoção do septo
Difícil					
a	Antero-zigomático ou póstero-zigomático	1	Antero-posterior	<6	1 janela de acesso

b	Antero-zigomático ou póstero-zigomático	1	Antero-posterior >6	1 janela de acesso à crista
c	Antero-zigomático ou póstero-zigomático	>2	Mediolaterale	Várias janelas

к Septos horizontais parciais (2700,2800)

Os septos horizontais parciais são pouco frequentes, ocorrendo em cerca de 1,3% dos casos. Caracterizam-se por uma extensão horizontal a partir do osso palatino e do corno inferior, correndo sempre horizontalmente em direção ao crânio.

Estes septos geralmente não têm impacto no preenchimento do seio se estiverem acima do nível do enxerto. No entanto, se estiverem na horizontal e abaixo do nível do enxerto, podem impedir a drenagem do seio, levando potencialmente à falha do enxerto.

к Septos completos [32,80]

Septos completos são incomuns, correspondendo a apenas 0,3% dos casos. Distinguem-se pela sua capacidade de dividir a cavidade sinusal em duas partes distintas: um grande seio anterior e um pequeno seio posterior (acessório) (Figura 23).

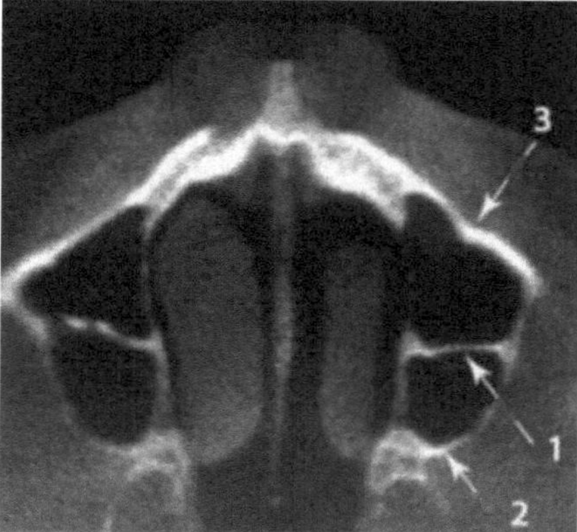

**Figura 23. Imagem em corte transversal de TCFC mostrando: 1 = septo completo ;
2 = parede lateral; 3 = parede posterior [32]**

2.5.5.3. Angulação entre as paredes vestibular e palatina (largura do assoalho do seio) [7,21,58,90,105].

O ângulo criado pelas paredes vestibular e palatina do seio maxilar é um fator de risco significativo para a perfuração. Este ângulo influencia a largura médio-lateral do fundo do seio. Quanto mais agudo for o ângulo, mais estreito é o seio, o que aumenta o risco de perfuração da membrana sinusal (ver Quadro III).

Uma classificação dos seios nasais baseada nesta angulação foi proposta pela equipa dos Drs. Wiley e John :

- Inferior a 30° (cerca de 4,8% da população)
- Entre 31° e 60° (cerca de 42,8% da população)
- Acima de 61° (cerca de 52,4% da população)

Tabela III. Impacto da angulação do assoalho do seio nas perfurações
da membrana sinusal em preenchimentos de seio [90].

Angulação entre paredes
<30° 30°< x < 60° >60° vestibular e palatal (°)
Percentagem de perfurações 37,5%28 , 5%0

É importante notar que não foi estabelecida qualquer relação entre este ângulo, a idade dos doentes ou o seu sexo.

2.5.5.4. Baixa espessura da membrana [8].

A espessura da membrana sinusal varia tanto entre indivíduos como dentro de cada indivíduo, dependendo das diferentes áreas anatómicas. É igualmente relevante notar que esta membrana tende a ser geralmente mais espessa nos homens do que nas mulheres.

Uma vez que isto é visível num exame de raios-X tridimensional (CBCT), recomenda-se que este seja efectuado antes da cirurgia para permitir uma análise pré-cirúrgica completa.

A incidência de perfuração da membrana sinusal varia de acordo com a abordagem cirúrgica adoptada. Por exemplo, com uma abordagem lateral, o risco de perfuração da membrana sinusal é estimado entre 20 e 44%, enquanto que com uma abordagem crestal, o risco varia entre 0 e 25%.

Estas variações estão ligadas às diferenças de espessura entre as diferentes zonas de aproximação.

Uma membrana sinusal fina (menos de 1 mm) terá naturalmente menor resistência à perfuração. No entanto, é importante salientar que mesmo uma membrana sinusal patologicamente espessa (superior a 2 mm) terá menos resistência à perfuração devido à alteração da sua estrutura interna.

(epitélio ciliado pseudoestratificado, tecido conjuntivo menos resistente e lâmina própria). Consequentemente, para as membranas de espessura atípica, o risco de perfuração é multiplicado, chegando a ser duas a três vezes superior ao observado para as membranas de espessura normal. (Quadro IV)

Tabela IV. Classificação das espessuras das membranas sinusais e percentagem de
perfurações (após: WEN et al., 2014).

Grupo	Espessura da membrana	Média	Máximo (mm)	Mínimo (mm)	Percentagem	Proporção de perfurações (%)
A	<1mm	0,64 +/0,19	0,9	0,2	38,92	18,06
B	1 a <2mm	1,36+/ 0,27	1,9	1,0	35,14	13,85
C	>2mm	4,07 +/ 2,88	11,8	2,0	25,95	20,83

2.5.5.5.　　Antiga CBS [11]

Uma comunicação oral-sinusal pode ocorrer durante procedimentos de cirurgia oral, como extracções dentárias. Nestas situações, a membrana sinusal é capaz de cicatrizar posteriormente, deixando apenas uma cicatriz no local da perfuração. No entanto, esta área cicatrizada representa uma zona de resistência reduzida no interior da membrana sinusal, o que a torna uma zona de alto risco em caso de elevação do seio com descolamento da membrana. Por conseguinte, é essencial ter em conta esta informação durante o exame médico antes de qualquer operação.

3.Gestão Intra-Operatória

PERFURAÇÃO

A classificação das perfurações da membrana sinusal, desenvolvida por Fugazzotto e Vlassis [37] em 1999 e novamente em 2003, é baseada em um estudo clínico de vários casos de perfuração. O objetivo desta classificação é categorizar as perfurações em diferentes classes de acordo com a sua localização específica na membrana sinusal, e avaliar as opções de reparação associadas [37].

Independentemente da classificação ou da extensão da rotura da membrana sinusal, devem ser tomadas certas medidas antes de qualquer tentativa de reparação. Uma vez detectada a rotura, é fundamental não manipular mais a membrana sinusal, para que se possa avaliar com exatidão o tamanho e a localização da rotura.

Recomenda-se melhorar o retalho mucoperiosteal, se necessário, alargando as incisões e o descolamento, a fim de otimizar o acesso ao local da cirurgia e melhorar a visibilidade intra-sinusal. Uma vez tomadas estas medidas, a perfuração pode ser avaliada, classificada e finalmente reparada.

ĸ Classe I

Perfurações localizadas no 1/3 superior da janela de acesso; não necessitam necessariamente de tratamento adicional, uma vez que a descolagem continua (figura 24).

Uma vez identificada a perfuração, o cirurgião deve proceder à reparação, tendo o cuidado de evitar uma pressão excessiva durante o descolamento na zona lesionada. Uma pressão elevada pode agravar a laceração. A descolagem continua de forma convencional, mantendo o instrumento em contacto com o osso subjacente. Este descolamento faz com que a membrana empurre para trás apicalmente, formando dobras que selam espontaneamente o sulco, proporcionando um "selo" de perfuração de Classe I. Pode então ser colocada uma membrana de colagénio ou de PRP sobre a área lesionada. Se a implantação imediata tiver sido planeada no pré-operatório, pode ser realizada durante a mesma sessão.

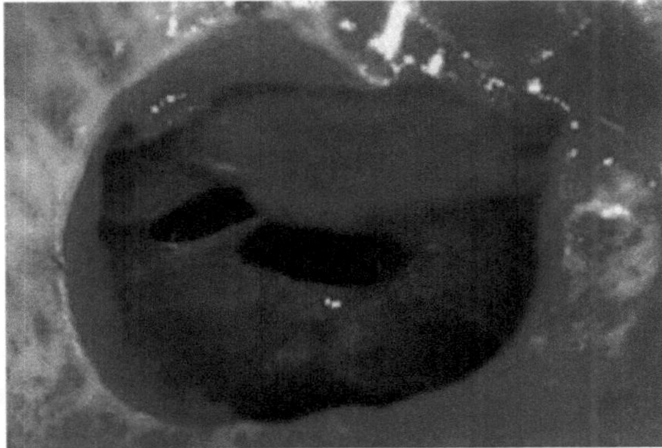

Figura 24: Perfuração de classe I [12].

κ Classe II

Perfurações localizadas nos 2/3 inferiores da janela de acesso, quer mesial quer distal. Esta classe pode ser dividida em duas subclasses II.A e II.B, consoante a presença de osso alveolar residual nas proximidades. Nesta classe, o objetivo é duplo: reparar o defeito e continuar a operação.

κ Classe II.A

Estas perfurações estão localizadas a uma distância de 5 mm ou mais das paredes do seio propriamente dito (Figura 25). A reparação da perfuração é possível nestes casos se o seio for largo ou se a janela óssea for pequena.

Para perfurações de classe II.A, localizadas a uma distância de 5 mm ou mais das paredes do seio, a reparação começa por aumentar a osteotomia vestibular para expor uma membrana sinusal saudável. O descolamento continua de forma cautelosa e a deslocação apical da membrana forma dobras para reduzir o tamanho da brecha.

Se persistir uma pequena lesão com menos de 2-3 mm, pode ser utilizada uma membrana de colagénio. Se a lesão for superior a 3 mm, é utilizada uma membrana porcina (Bioguide, Luitpold, Inc., Shirley, NY) ou uma membrana bioreabsorvível (Resolut adapt, W.L. Gore and associates, Inc., Flagstaff, AZ). Esta membrana é cortada para ser maior do que a área perfurada, apoiando-se numa membrana saudável. Nestes casos, a implantação imediata planeada no pré-operatório continua a ser possível.

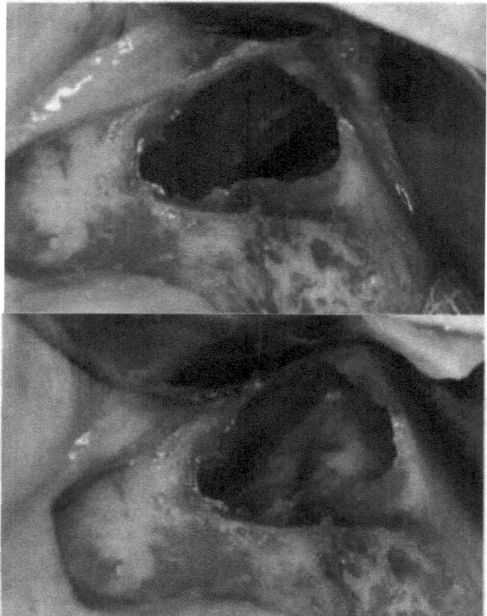

Figura 25: Perfuração da membrana do seio maxilar classe II e reparação com uma membrana [12].

ĸ Classe II.B

No caso de perfurações localizadas a menos de 4 mm das paredes do seio, não é possível aumentar a osteotomia sem o risco de aumentar o tamanho da lesão. Nestes casos, o objetivo da reparação é criar uma "nova membrana" para fornecer um novo recipiente para o biomaterial.

Uma membrana bio-reabsorvível (BioOss, Osteohealth Co., Shirley, NY) é cortada e depois dobrada sobre si própria. É delicadamente inserida na cavidade sinusal previamente criada, com os bordos da membrana a apoiarem-se no osso alveolar circundante, fora do seio. De seguida, é fixada às paredes alveolares com parafusos de fixação (Freos Tacks, Nobel Biocare, Loma Linda, CA). Utiliza-se uma cureta para moldar a membrana à forma da cavidade intra-sinusal, criando espaço suficiente para receber e conter o biomaterial.

Após este procedimento, apenas é efectuado o preenchimento, seguido de um período de cicatrização de 6 a 8 meses. Nesta altura, os implantes podem ser colocados.

ĸ Classe III

São perfurações que se localizam no centro da janela de osteotomia, e a reparação é semelhante à da Classe II.B. Nestes casos, a perfuração pode ter existido antes da operação (após extração dentária traumática, comunicação buco-sinusal, pneumatização do seio, etc.) ou pode ser o resultado de uma osteotomia mal executada. Em alguns casos, a reabsorção maxilar pode ser tão extensa que a mucosa bucal está em contacto direto com a membrana do seio. O procedimento de reparação envolve a utilização de uma membrana bioreabsorvível que é cortada e dobrada sobre si mesma, e inserida delicadamente na cavidade sinusal. A membrana é fixada às paredes alveolares com parafusos de fixação, criando espaço para o biomaterial. Após o preenchimento, há um período de cicatrização de 6 a 8 meses antes da colocação dos implantes.

O objetivo do procedimento de reparação é fechar a perfuração na membrana para evitar que o biomaterial se disperse no seio, o que poderia levar à obstrução do óstio e/ou causar sinusite.

Como resultado, as seguintes abordagens de tratamento foram observadas para alcançar taxas de sobrevivência de implantes adequadas:

- As perfurações com menos de 5 mm podem ser tratadas através da dobragem da própria membrana [10,77] ou com suturas reabsorvíveis [48,77].

- Quando as perfurações têm entre 5 e 10 mm, o tratamento mais recomendado é a utilização de uma membrana de colagénio de reabsorção lenta [10,35,36,48,75], que permite a regeneração ao mesmo tempo que facilita o encerramento do defeito. O tratamento adjuvante pode incluir o uso de um agente hemostático reabsorvível [75] ou suturas reabsorvíveis [10,35] ou PRF [76]. O PRF ativa o sistema vascular e promove a angiogénese. Como o PRF é altamente resistente devido à sua rede de fibrina, ele pode impedir que as partículas do enxerto escapem para o seio [76]. Em perfurações de até 10 mm, considera-se possível continuar com o procedimento MSFA e até mesmo colocar os implantes simultaneamente [48].

- Quando ocorrem perfurações de mais de 10 mm, deve ser utilizada uma combinação de osso laminar e uma membrana de colagénio de reabsorção lenta [48]. Neste caso, é aconselhável colocar implantes numa fase posterior [36]. Estas abordagens de tratamento baseiam-se no tamanho da perfuração da membrana e têm como objetivo assegurar uma sobrevivência adequada do implante em diferentes situações clínicas.

3.1. Técnicas de reparação

3.1.1. Abstenção terapêutica

3.1.1.1. Indicação [37,48,71]

Se a membrana sinusal for perfurada durante o enxerto submaxilar, a abordagem terapêutica pode variar de acordo com o tamanho e a localização da perfuração. De acordo com a classificação de 2003 de Fugazzato e Vlassis [37], quando a perfuração tem menos de 5 mm de diâmetro e se estende em direção à borda superior da osteotomia (classe 1 na classificação de Fugazzato), uma opção terapêutica pode ser a abstinência. Nesta situação, pode ser efectuado um simples descolamento da membrana para promover o selamento dos bordos, resultante da dobragem da membrana sobre si mesma.

A endoscopia nasal pode revelar a cicatrização da membrana após aproximadamente 6 semanas, especialmente no caso de pequenas perfurações, como demonstrado pelo trabalho da equipa do Dr. Baumann em 1999. Esta abordagem conservadora permite a recuperação natural da membrana, promovendo a cicatrização sem cirurgia agressiva.

3.1.1.2. Abstenção sem adiamento do enxerto ósseo [19]

No caso de uma perfuração da membrana do seio inferior inferior com menos de 2 mm, uma opção terapêutica é abster-se sem adiar o enxerto ósseo. Nesta situação, recomenda-se que a membrana seja descolada de cada lado da perfuração. Este procedimento permite que a membrana se dobre sobre si própria, ajudando a fechar a perfuração. O material de enxerto é então delicadamente inserido e comprimido para preencher o espaço subcutâneo recém-criado. O objetivo desta abordagem é incentivar a cicatrização natural, mantendo a continuidade do processo de enxerto ósseo (Figura 26).

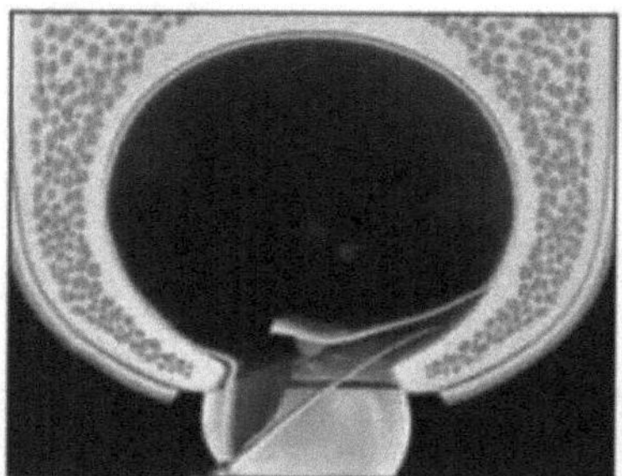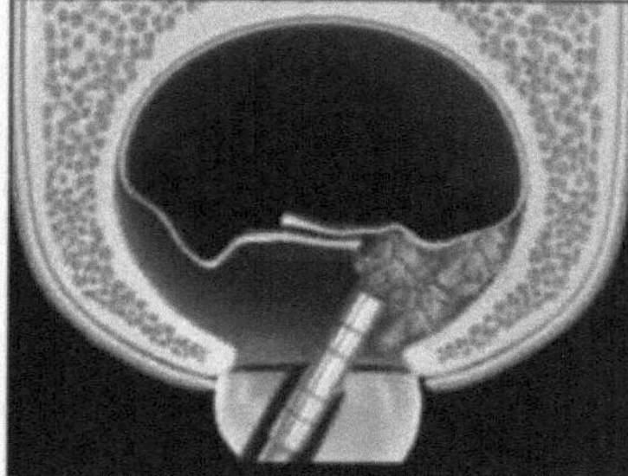

Figura 26: Descolamento da membrana do seio perfurado e enxerto ósseo concomitante [19].

3.1.1.3.   Abstenção com adiamento do enxerto ósseo [13]

Alguns autores, incluindo Antoun [4], recomendam o adiamento do enxerto ósseo se for detectada uma perfuração durante a preparação do local. Este adiamento é geralmente fixado em alguns meses, frequentemente entre 3 e 4 meses. Esta decisão decorre das potenciais dificuldades de tratamento intra-operatório associadas à perfuração, bem como da relativa imprecisão na gestão imediata da situação. Ao retardar o enxerto, os profissionais têm por objetivo criar condições mais favoráveis ao sucesso da operação, permitindo simultaneamente que a zona perfurada estabilize e cicatrize antes da realização do enxerto ósseo.

3.1.2.   Suturas da mucosa

3.1.2.1.   Indicação [48]

Quando a membrana está rasgada, e se a perfuração tiver menos de 5 mm de diâmetro, pode considerar-se a sutura com sutura reabsorvível (as suturas reabsorvíveis são geralmente preferidas para evitar a necessidade de uma segunda operação para remover as suturas).

É importante referir a dificuldade associada a esta técnica, principalmente devido à falta de acesso e à finura da membrana, que a torna facilmente rasgável. Este facto acarreta um risco potencial de aumento do diâmetro inicial da perfuração, aumentando a complexidade da gestão desta delicada situação cirúrgica.

3.1.2.2.   Técnica de funcionamento [23,48,70,85].

Se a perfuração da membrana ocorrer perto do bordo superior da janela de acesso lateral, a membrana pode ser suturada à parede óssea com um fio de sutura reabsorvível Vycril 6/0. É importante continuar a descolar a membrana previamente, de modo a limitar a tensão exercida sobre ela durante a sutura.

O córtex é então perfurado no bordo superior da janela de acesso lateral com uma broca de carboneto. Segue-se a sutura em "O" com fio reabsorvível Vycril 6/0, utilizando uma agulha redonda atraumática e um porta-agulha cirúrgico tipo Castroviejo. O primeiro ponto é posicionado a cerca de 4-5 mm do bordo caudal da perfuração membranosa, permitindo uma aproximação inicial craniocaudal dos bordos da perfuração sem tensão. De seguida, são colocados pontos mesio-distais a cada 4-5 mm cranialmente. O último ponto é passado através da perfuração previamente efectuada junto à janela de acesso, fixando assim a membrana sinusal ao osso maxilar. É de salientar que, consoante a orientação da perfuração, esta técnica pode ser adaptada, por exemplo, efectuando várias perfurações transcorticais para criar vários pontos de suspensão no caso de uma perfuração orientada mesio-distal. (figura 28, 27)

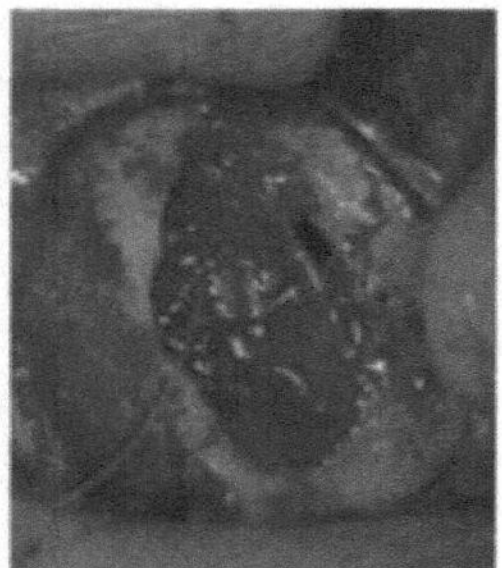 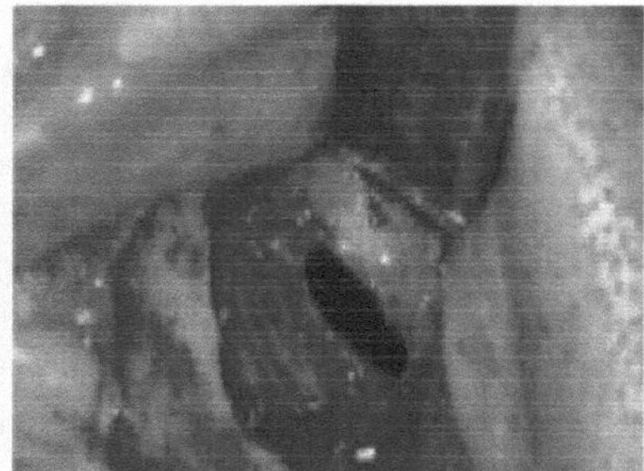

Figura 27: Sutura da perfuração [70] Figura 28: Perfuração da membrana [70].

3.1.3. Plasma rico em fibrina

3.1.3.1. Indicações para a utilização de FRP na reparação de membranas [8,13].

As membranas de fibrina rica em plaquetas (PRF) podem ser utilizadas para ocluir perfurações da membrana sinusal na cirurgia pré-implantação, particularmente para pequenas perfurações com menos de 5 mm de diâmetro. As suas propriedades biológicas, a facilidade de manuseamento e aplicação e o custo moderado tornam-nas um método preferido para reparar perfurações da membrana (ver Figura 29).

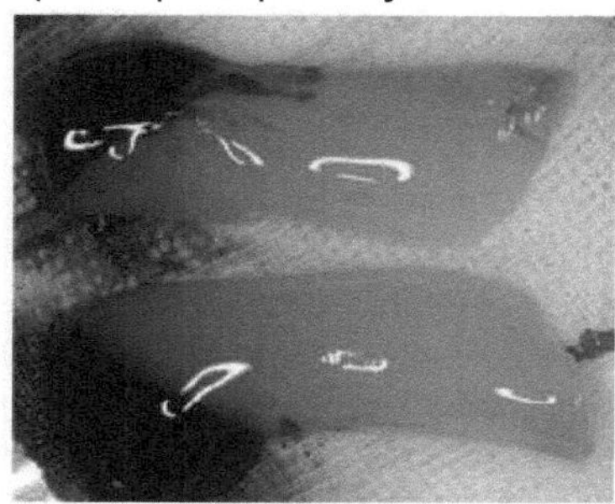

Figura 29: PRFV [113]

A utilização de uma membrana FRP requer uma preparação prévia, incluindo a extração de sangue do doente e a centrifugação do tubo para obter a membrana. Uma vez identificada a perfuração, a membrana é novamente descolada à volta da perfuração para reduzir a tensão sobre a membrana e facilitar a sua dobragem. A membrana de PRFV obtida por centrifugação é então aplicada à perfuração.

As propriedades biológicas da membrana FRP tornam-na naturalmente aderente à membrana do seio, ajudando a obstruir a perfuração e a acelerar o processo de cicatrização. O seio pode então ser preenchido utilizando métodos convencionais.

As caraterísticas biológicas da membrana de PRFV tornam-na naturalmente aderente à membrana do seio, promovendo a obliteração efectiva da perfuração e acelerando o processo de cicatrização. Uma vez tratada a perfuração, o procedimento de preenchimento do seio maxilar pode então ser efectuado da forma convencional.

3.1.4. Membrana de colagénio reabsorvível

3.1.4.1. Composição

As membranas de colagénio, como a BioGide®, utilizadas para reparar perfurações da membrana sinusal, são sempre reabsorvíveis. Isto elimina a necessidade de uma cirurgia subsequente para remover a membrana. O colagénio que contêm pode provir de duas fontes:
- Origem suína, bovina ou equina (peritoneu, pericárdio, derme). O colagénio de origem suína é amplamente utilizado devido à sua semelhança com o colagénio humano.
- Origem humana (placenta, dura-máter).

3.1.4.2. Propriedades [88]

O colagénio presente nestas membranas tem a vantagem de ser quimiotático para as células regenerativas, estimulando assim a cicatrização da membrana do seio previamente perfurada. Além disso, a membrana de colagénio é biocompatível, o que significa que é bem tolerada pelo organismo e não apresenta qualquer risco de rejeição para o doente.

3.1.4.3. Indicações [48,82]

No contexto das perfurações da membrana sinusal durante a cirurgia pré-implantar, como no método utilizado no caso clínico relatado, a reparação pode ser efectuada utilizando membranas de colagénio reabsorvíveis. Podem ser previstos vários cenários:
- Perfuração da membrana sinusal com menos de 5 mm de diâmetro: a perfuração é coberta por uma membrana de colagénio.
- Perfuração da membrana sinusal entre 5 e 10 mm: a perfuração pode ser coberta com uma membrana de colagénio, com a lamela óssea da janela de acesso lateral aplicada contra esta membrana.

3.1.4.4. Técnica de funcionamento [45,82]

O processo de reparação de uma perfuração da membrana sinusal começa por descolar a membrana à volta da perfuração para minimizar o stress sobre ela. Uma membrana de colagénio é então cortada num tamanho muito maior do que o da perfuração e inserida no espaço sub-sinusal assim criado. Esta é aplicada contra a membrana sinusal ao nível da perfuração. O biomaterial substituto é então delicadamente introduzido, com ou sem implantação imediata. Por fim, o retalho é suturado de forma convencional (Figura 30).

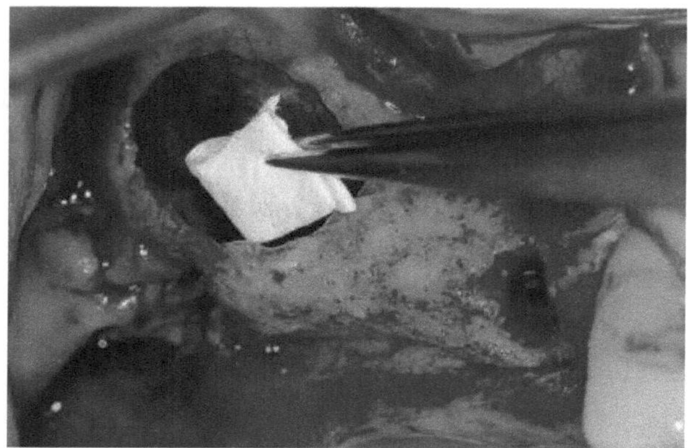

Figura 30: Colocação de uma membrana de colagénio reabsorvível [115].

3.1.5. Rotação da lamela óssea a partir da janela de acesso lateral

3.1.5.1. Indicações [48]

No caso de uma perfuração da membrana sinusal com um diâmetro entre 5 e 10 mm, o retalho ósseo da janela de acesso lateral pode ser utilizado, em complemento ou independentemente da utilização de uma membrana de colagénio reabsorvível, para aperfeiçoar o encerramento da perfuração e facilitar a continuidade do enxerto. Da mesma forma, no caso de perfurações com mais de 10 mm de diâmetro, este retalho ósseo pode ser utilizado em conjunto com a bola de gordura de Bichat para promover o fecho da perfuração.

3.1.5.2. Técnica de funcionamento [48]

Uma vez identificada a perfuração da membrana, procede-se a um descolamento adicional da membrana para reduzir a tensão e permitir que a membrana se dobre sobre si própria.

O protocolo varia então em função do diâmetro da perfuração:

- Para perfurações entre 5 e 10 mm de diâmetro:

o O retalho ósseo da janela de acesso é rodado no interior do seio para cobrir o local da perfuração.

o Uma membrana de colagénio reabsorvível, maior do que a perfuração, é aplicada sobre a perfuração para a selar. O retalho ósseo que forma a janela de acesso lateral é também rodado no interior do seio para o pressionar contra a membrana.

- Para diâmetros de perfuração superiores a 10 mm:

o O retalho ósseo da janela de acesso é rodado para o interior do seio para cobrir a perfuração (Figura 31).

o Em seguida, a bola de Bichat gorda é puxada para ajudar a fechar a perfuração.

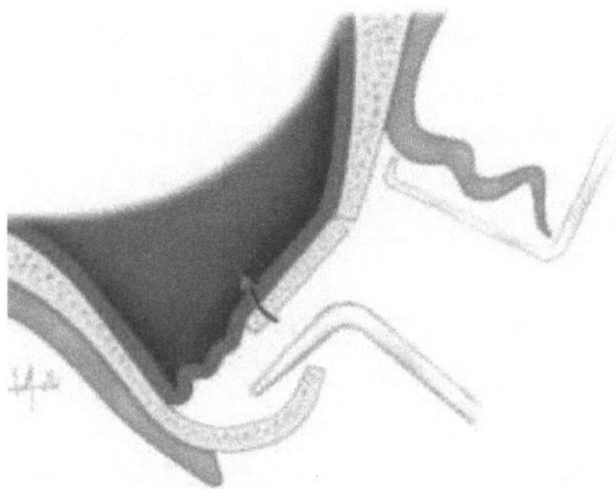
Figura 31: Esquema da rotação da lamela óssea que forma a janela de acesso ao interior do seio [48].

3.1.6. Bola de gordura Bichat
3.1.6.1. Caraterísticas e anatomia [30,45,109].

A bola de gordura de Bichat, também conhecida como corpo adiposo bucal, é uma camada de gordura de cor amarela pálida, pesando em média entre 8 e 11,5 g, sem influência significativa da idade, do sexo ou do estado de peso do paciente. As suas dimensões médias são aproximadamente 10 cm de comprimento, 5 cm de largura e 2 cm de espessura. Esta bola de gordura é constituída por uma parte central, o corpo, de onde saem os prolongamentos.

Está alojada numa cápsula conjuntiva no interior da cavidade manducatória osteo-aponeurótica, delimitada pelo músculo bucinador no lado medial e pelo masseter e arco zigomático no lado lateral. É também importante referir que esta gordura é rica em células multipotentes, promovendo assim o processo de cicatrização da membrana previamente rasgada.

3.1.6.2. Indicações [45,48]

A bola de gordura de Bichat pode ser utilizada para obstruir as perfurações da membrana sinusal com mais de 10 mm de diâmetro que ocorrem durante uma abordagem lateral. A principal vantagem desta técnica reside no elevado potencial de cicatrização da bola de gordura de Bichat, muito superior ao oferecido por uma membrana de colagénio convencional.

Além disso, este método é relativamente simples de utilizar, resistente à infeção, não requer anastomose vascular e oferece um certo conforto ao doente.

3.1.6.3. Técnica de funcionamento [45,68]

A bola de gordura de Bichat pode ser utilizada como método autónomo ou em conjunto com a aplicação da lâmina óssea da janela de acesso contra a perfuração. Em ambos os casos, o procedimento começa por continuar a descolar a membrana sinusal, com o objetivo de reduzir a tensão exercida sobre ela.

A utilização da bola de gordura de Bichat requer inicialmente a criação de uma abordagem para aceder à mesma. Isto implica uma incisão horizontal na base do vestíbulo, em frente ao segundo molar. De seguida, é feita uma dissecção através do músculo bucinador para permitir a reentrada da bola de gordura na cavidade oral. O corpo da bola de gordura, juntamente com a sua extensão na cavidade oral, é então suavemente mobilizado para tração até ao nível da perfuração da membrana. Uma sutura no ponto de partida palatal é então utilizada para posicionar e manter a bola de gordura no lugar. Uma vez que a perfuração tenha sido bloqueada pela bola de gordura, o material de substituição óssea pode ser introduzido e o retalho suturado (Figuras 32 e 33).

É importante notar que a anatomia fisiológica da prega vestibular é restabelecida após cerca de 2 meses.

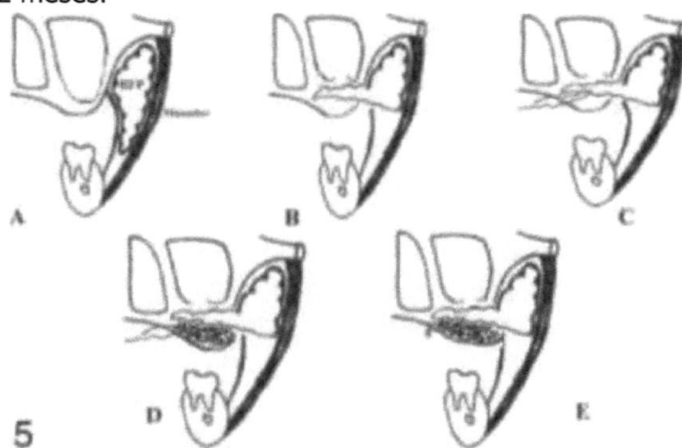

Figura 32: Diagrama mostrando a tração da bola de Bic hiat para obturação de uma perfuração da membrana sinusal, com enxerto ósseo concomitante [45].

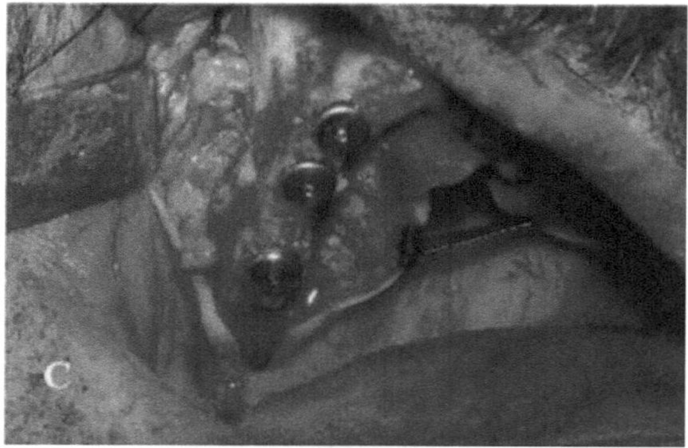

Figura 33: Tração da bola de gordura de Bichat até ao nível da janela de acesso lateral [45].

3.1.7. Recuperação de enxertos ósseos autógenos ou alogénicos
3.1.7.1. Indicações [48,62]

O tratamento das perfurações da membrana sinusal com mais de 10 mm de diâmetro pode ser completado com a utilização de um enxerto ósseo autógeno ou alogénico em bloco. Esta abordagem tem a vantagem de evitar a habitual dispersão do material de enxerto, normalmente em forma granular, no interior do seio. Além disso, esta técnica pode ser utilizada como método autónomo ou como complemento de outra abordagem para o encerramento da perfuração.

No entanto, é importante notar que esta técnica requer um segundo local cirúrgico se for utilizado osso autógeno. Esse enxerto pode ser proveniente da crista ilíaca (que não é discutido aqui) ou da mandíbula (área sinfisária ou retromolar).

3.1.7.2.   Enxerto autógeno: colheita [62,90].

A mandíbula oferece dois locais de colheita possíveis para obter um enxerto ósseo autógeno adequado para o preenchimento do seio:

- **Enxerto de paráfise :**

o Vantagens: acesso cirúrgico prático.

o Quantidade: suficiente para tratar uma lacuna de dois a três dentes.

o Remoção: O procedimento envolve a realização de uma osteotomia com um limite inferior posicionado a 3-5 mm da margem basilar, um limite superior afastado dos ápices dentários anteriores e limites distais que têm em conta obstáculos anatómicos como o canal do nervo alveolar inferior e a sua possível alça anterior.

o Utilização: O enxerto resultante pode ser utilizado para preencher o seio maxilar e o local doador pode ser restaurado com um substituto ósseo.

- **Enxerto de ângulo mandibular (Ramus ou enxerto retromolar)** o Vantagens: Fornece uma maior quantidade de osso.

o Colheita: Efectuada no ângulo mandibular, oferece uma maior quantidade de osso. O acesso requer uma osteotomia com uma serra piezoeléctrica e precauções para evitar as estruturas nervosas.

o Utilização: Pode ser utilizado para o preenchimento do seio maxilar, oferecendo uma maior quantidade de osso do que o enxerto parasséptico. A área doadora também deve ser restaurada.

A escolha entre estes locais de colheita depende da quantidade de osso necessária e da preferência do cirurgião com base nas caraterísticas anatómicas específicas do doente.

3.1.7.3.   Técnica de funcionamento [48,62].

A utilização de um bloco de osso para cobrir uma perfuração da membrana sinusal segue geralmente os seguintes passos:

κ Descolamento contínuo da membrana :

- Objetivo: Permitir que a membrana se dobre sobre si própria, limitando assim as tensões aplicadas.

κ Amostragem óssea :

- Se se tratar de um enxerto autólogo, o osso é colhido da mandíbula ou de outra fonte adequada.

κ Adaptação do bloco ósseo :

- O tamanho e a forma do enxerto (bloco autógeno ou alogénico) são ajustados para se adaptarem ao espaço sub-sinusal (Figura 34).

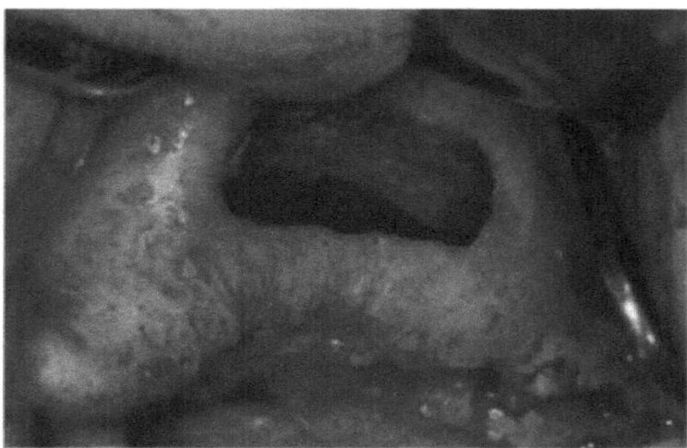

Figura 34: Vista clínica do preenchimento da cavidade sinusal com biomaterial [12].

к Preparação dos locais de implantação :

-   Os locais onde os implantes serão colocados são preparados com brocas piloto.

к Marcação dos locais de implante no enxerto :

-   O enxerto é colocado no espaço sub-sinusal e marcado nos locais dos futuros implantes.

к Preparação dos locais de implante no enxerto :

-   Extra-oralmente, os locais de implante são preparados ao nível do enxerto utilizando sequências de perfuração convencionais.

к Colocação de implantes :

-   Os implantes podem ser colocados durante o mesmo procedimento cirúrgico, onde os implantes, uma vez colocados, retêm o enxerto sub-sinusal. Em alternativa, pode ser efectuada numa segunda fase, utilizando parafusos inter-estágios.

3.1.8. Fechar a perfuração com cola

3.1.8.1. Indicações [54]

As pequenas perfurações da membrana sinusal, normalmente com menos de 5 mm de diâmetro, podem ser tratadas com adesivos.

3.1.8.2. Selante de fibrina autólogo (figura 35)

к Caraterísticas biológicas [22,95]

A utilização do selante de fibrina autólogo remonta às primeiras décadas do século passado, inicialmente como agente hemostático. Esta substância apresenta várias vantagens notáveis:

1. **Reabsorção completa :**

- O selante de fibrina é completamente reabsorvido, eliminando a necessidade de intervenções secundárias.

2. **Autólogo e biocompatível :**

- Por ser derivado do sangue do próprio paciente, o selante de fibrina é autólogo, eliminando qualquer risco de rejeição e garantindo uma biocompatibilidade perfeita.

3. **Facilidade de utilização :**

- O manuseamento do selante de fibrina é simples e direto.

4. **Adesão química e física :**

- Esta substância proporciona uma aderência química e física aos tecidos, garantindo estabilidade e estanquicidade.

5. Hemostase, propriedades de ligação e selagem:

- Para além das suas propriedades hemostáticas, o selante de fibrina tem propriedades de ligação e selagem.

6. Factores de crescimento :

- Devido à sua elevada concentração de plaquetas, o selante de fibrina promove a cicatrização da membrana.

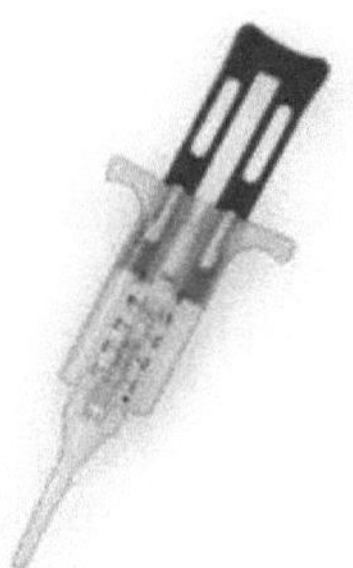

Figura 35: Selante de fibrina [114].

κ Técnica de funcionamento [22,63]

A utilização do selante de fibrina para reparar uma perfuração da membrana sinusal começa por continuar a descolar a membrana assim que a perfuração é detectada. Este passo destina-se a minimizar o stress sobre a membrana. Os bordos da membrana perfurada são cuidadosamente unidos e a cola é aplicada com uma seringa diretamente na perfuração.

A posição é então mantida durante 60 segundos, permitindo que o adesivo assente à temperatura corporal. O preenchimento com um substituto ósseo pode então ser efectuado, diretamente ou após a aplicação do retalho ósseo da janela de acesso ao local da perfuração.

É de salientar que o selante de fibrina autólogo também pode ser utilizado em complemento de outro meio de tratamento da perfuração, como a aplicação de uma membrana Surgicel®. Nesta situação, a membrana é aplicada primeiro ao nível da perfuração e, em seguida, o selante de fibrina é colocado à volta da membrana para garantir a sua estabilidade.

3.1.8.3.   Cola biológica

κ Caraterísticas biológicas [97]

As colas biológicas, em particular o Tissucol® e o Beriplast®, são preparações comerciais obtidas por fracionamento do plasma humano, com o estatuto de medicamento derivado do sangue. São utilizadas sob a forma líquida para o tratamento das perfurações das membranas sinusais. Composto por fibrinogénio humano, fator XIII humano, fibronectina humana, trombina humana e aprotinina bovina, estes componentes são misturados extemporaneamente no momento da aplicação, activando assim a coagulação instantânea dos constituintes. Uma vantagem notável destes adesivos é o facto de serem reabsorvidos no prazo de duas semanas.

κ Técnica de funcionamento [22,95]

O procedimento operacional para a utilização da cola biológica é semelhante ao da cola de fibrina autóloga, compreendendo os seguintes passos:

- Descolamento da membrana à volta da perfuração,
- Aproximação dos bordos da perfuração,
- Aplicar cola na perfuração,
- Manter a posição durante 60 segundos.

Da mesma forma que o selante de fibrina, o selante biológico pode ser utilizado independentemente ou em conjunto com outra técnica para tratar perfurações da membrana sinusal.

3.1.9. Hemostático reabsorvível

3.1.9.1. Composição [63,93]

Os agentes hemostáticos reabsorvíveis, como o Surgicel®, apresentam-se sob a forma de compressas estéreis e reabsorvíveis. Derivados de fontes vegetais, contêm celulose oxidada regenerada, demonstrando um potencial osteogénico e osteocondutor.

3.1.9.2. Indicações [93,116]

Uma membrana hemostática reabsorvível pode ser utilizada para selar perfurações da membrana sinusal com mais de 5 mm de diâmetro. Este método tem a vantagem de ser simples, rápido, fiável e económico. Além disso, ao contrário dos selantes de fibrina, os hemostáticos reabsorvíveis estão prontos a utilizar e podem ser armazenados à temperatura ambiente.

3.1.9.3. Técnica de funcionamento [63,93]

A incorporação de uma membrana hemostática reabsorvível no tratamento de uma perfuração da membrana sinusal começa sempre com um descolamento adicional da membrana, com o objetivo de reduzir a tensão presente na mesma. Uma membrana hemostática é então cortada no tamanho adequado (pelo menos 3 mm maior do que a perfuração inicial) e posicionada contra a membrana sinusal.

Ao absorver o sangue, esta membrana hemostática adquire uma consistência gelatinosa, o que lhe confere resistência mecânica e propriedades herméticas. Pode ser efectuada uma manobra delicada de Valsava para verificar se a selagem está completa. Se a vedação não for completa, pode ser adicionada uma segunda membrana. O substituto ósseo pode então ser inserido da forma convencional. É importante notar que a aplicação desta membrana hemostática pode eventualmente ser completada pela utilização de cola de fibrina ou cola biológica para aperfeiçoar a vedação.

3.1.10. Enxerto de tecido conjuntivo palatino

3.1.10.1. Indicações

O tecido conjuntivo palatino, habitualmente utilizado na cirurgia periodontal, está a emergir como uma fonte de enxerto que também pode ser explorada no tratamento de perfurações da membrana sinusal. O tecido conjuntivo palatino oferece a vantagem de um acesso fácil e de excelentes propriedades biológicas. Esta abordagem pode ser considerada para o tratamento de perfurações da membrana sinusal com um diâmetro entre 5 e 10 mm.

3.1.10.2. Técnica de funcionamento [40]

O tratamento da perfuração da membrana sinusal começa com o descolamento da membrana de cada lado da perfuração inicial, de modo a reduzir a tensão exercida sobre ela. De seguida, é colhido um enxerto de tecido conjuntivo palatino, ligeiramente maior do que a perfuração, após as incisões feitas para a abordagem lateral. Este procedimento consiste em dissecar o retalho epitelial com uma lâmina 15C, numa direção horizontal e paralela à superfície do retalho. O enxerto resultante é colocado na perfuração, seguido de enxertia. Finalmente, o retalho é suturado para completar o tratamento. (Figura 36)

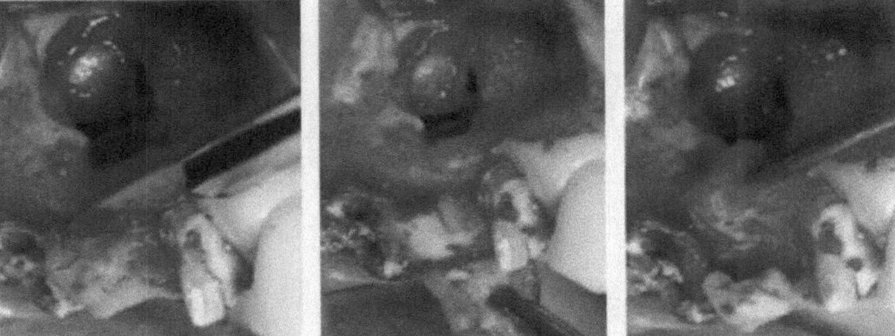

Figura 36: Remoção de um enxerto de tecido conjuntivo palatino para tratar a perfuração da membrana sinusal [40].

3.1.11. Técnica de estabilização da membrana de colagénio "Loma Linda"

3.1.11.1. Indicações [100]

A técnica que utiliza uma membrana de colagénio estabilizada pode ser utilizada para tratar grandes perfurações da membrana sinusal com mais de 10 mm de diâmetro.

3.1.11.2. Benefícios [100]

A utilização de uma membrana de colagénio estabilizada no tratamento de perfurações da membrana sinusal destina-se a evitar a deslocação da membrana de colagénio durante a inserção do substituto ósseo.

O método da bolsa, também conhecido como técnica de Loma Linda, oferece a possibilidade de realizar um enxerto ósseo lateral mesmo na presença de uma perfuração da membrana sinusal, isolando o biomaterial substituto. Este método consiste em colocar uma membrana de colagénio reabsorvível no interior do seio, fixada de cada lado da janela de acesso lateral com âncoras de parafuso. Esta bolsa é depois fechada ao nível da janela de acesso por uma segunda membrana. É essencial sublinhar que esta técnica específica tem o inconveniente de limitar a vascularização do enxerto, que fica completamente isolado pelas membranas de colagénio. Como resultado, há um atraso no processo de remodelação óssea em comparação com um enxerto convencional. (Figura 37, 38)

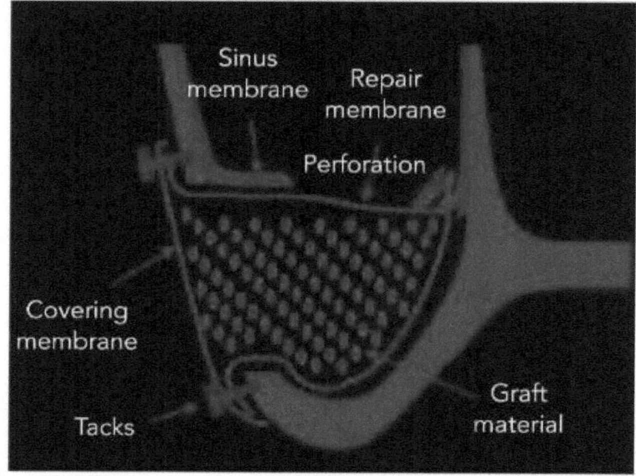

Figura 37: Representação esquemática da técnica de Loma Linda [83].

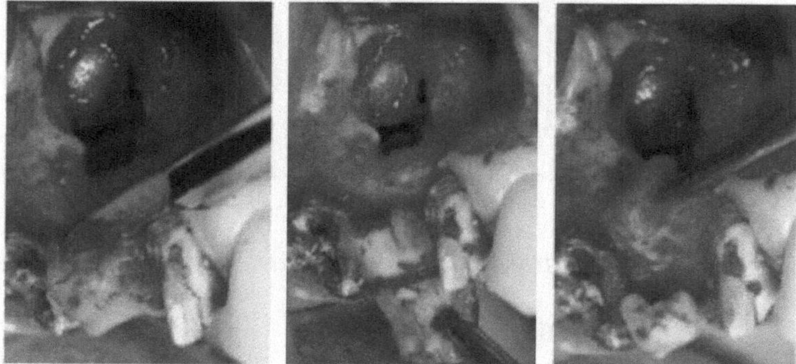

Figura 38: Utilização clínica da técnica de pouch, seguida da colocação de substituto ósseo [83].

3.2. Recomendações, acompanhamento pós-operatório e prescrição

Após a perfuração da membrana sinusal, é crucial dar ao paciente instruções pós-operatórias adequadas, para além das diretrizes habituais [48,60]. Seguem-se algumas recomendações específicas:

- Evitar qualquer manobra de Valsalva suscetível de facilitar a passagem de secreções sinusais através do enxerto, a fim de evitar qualquer risco de infeção do enxerto, durante uma semana.
- Não assoar o nariz durante uma semana.
- Espirrar com a boca aberta durante uma semana após a cirurgia para evitar qualquer pressão excessiva sobre os seios nasais.
- Não utilizar uma palhinha para aspirar.
- Evitar viajar de avião durante uma semana após a operação.

- Cumprimento rigoroso das prescrições médicas.

Um primeiro acompanhamento pós-operatório será efectuado após uma semana, durante a qual as suturas serão retiradas. As consultas de seguimento terão lugar duas semanas, um mês e quatro meses após a operação.

A AFFSAPS (Agence fran^aise de securite sanitaire des produits de sante) recomenda o tratamento profilático com antibióticos para as elevações do pavimento sinusal em doentes saudáveis [111], em particular :

- 2g de Amoxicilina 1 hora antes do procedimento.

- Em caso de alergia às penicilinas: 600 mg de clindamicina 1 hora antes do procedimento. A profilaxia antibiótica deve ser mantida durante sete dias no caso de perfuração da membrana sinusal durante a cirurgia pré-implantação. Alguns autores, incluindo Antoun [4], recomendam uma combinação de Amoxicilina + Ácido Clavulânico 500 mg/62,5 mg duas vezes por dia durante 7 dias (em caso de alergia às penicilinas: pristinamicina 500 mg duas vezes por dia durante 7 dias), acompanhada de prednisolona numa dose de 60 mg na manhã após a operação, e depois 40 mg na manhã seguinte.

A prescrição pós-operatória deve também incluir analgésicos orais de nível 1 ou 2 (Paracetamol 1 g de 6 em 6 horas ou Paracetamol codeína 500 mg/30 mg de 6 em 6 horas) e elixires bucais com digluconato de clorexidina a 0,12% (3 vezes por dia durante 2 semanas, com início 24 horas após a operação).

Alguns autores, como Khitab [61], também sugerem o uso de um descongestionante nasal para aliviar a congestão nasal, geralmente usando vasoconstritores como a efedrina.

Conclusão

elevação do seio maxilar. Estas perfurações podem ocorrer apesar das precauções tomadas e podem comprometer o sucesso da operação.

No entanto, com os avanços tecnológicos e cirúrgicos, estão atualmente disponíveis várias técnicas para reparar estas perfurações e assegurar a regeneração óssea necessária para os implantes dentários.

As pequenas perfurações podem frequentemente ser tratadas utilizando técnicas de sutura, membranas de colagénio reabsorvíveis ou adesivos à base de fibrina. Estas abordagens selam eficazmente a perfuração e promovem a cicatrização sem complicações.

Para perfurações maiores, foram propostos vários métodos de reconstrução do teto sub-sinusal, incluindo a utilização de retalhos de osso autógeno ou blocos de osso. Estas técnicas oferecem uma solução fiável para restaurar o teto ósseo e permitir a regeneração óssea.

É essencial que o cirurgião esteja bem preparado para gerir qualquer perfuração que possa ocorrer, tendo um conhecimento profundo da anatomia do seio maxilar e utilizando técnicas adequadas. Para além disso, uma avaliação pré-operatória completa, incluindo exames radiológicos detalhados, é crucial para antecipar quaisquer potenciais complicações e escolher a melhor abordagem cirúrgica para cada caso.

Em conclusão, a gestão das perfurações durante a elevação do seio maxilar é um elemento essencial para garantir o sucesso do aumento do osso subsinusal e da colocação de implantes dentários. Com uma abordagem metódica, técnicas cirúrgicas avançadas e um bom planeamento pré-operatório, as perfurações podem ser geridas com sucesso, minimizando o risco de complicações pós-operatórias e garantindo resultados satisfatórios para os pacientes.

Bibliografia

1. Abdel-Wahed NA, Bahammam MA. Estimativa volumétrica pré-operatória baseada em TC de feixe cônico do enxerto ósseo necessário para o aumento do seio da janela lateral, em comparação com os achados intraoperatórios: um estudo piloto. Open Dent J 2018; 12: 820-6.

2. AFFSAPS. Recomendações para os cuidados orais e dentários de pacientes tratados com bifosfonatos. 2007.

3. Al-Faraje L. Riscos e complicações na cirurgia de implantes; Etiologia, prevenção e gestão. Paris: Quintessence International; 2012.

4. Antoun H. Les greffes de sinus en implantologie. Paris: Editions CdP, 2020.

5. Arshad A, Patton D, El-Sharkawi AMM. Reabilitação com implantes de maxilares irradiados: um relatório preliminar. Inter J Oral Maxillofacial Implants 1997; 12: 523-6.

6. Balaji SM. Elevação direta Vs indireta do seio maxilar em implantes dentários maxilares. Ann Maxillofacial Surg 2013; 3: 148-53.

7. Baumann A, Ewers R. Elevação minimamente invasiva do seio maxilar. Grenzen und Moglichkeiten im atrophen Oberkiefer. Mund- Kiefer-Gesichtschirurgie MKG 1999; 3 Suppl 1: S70-3.

8. Baykul T, Findik Y. Perfuração do seio maxilar com presença de um pseudocisto antral, reparado com fibrina rica em plaquetas. Ann Maxillofac Surg 2014; 4(2): 205-7.

9. Bayol JC, Hardy C, Sury F. Les petits moyens en chirurgie preimplantaire. Rev Stomatol ChirMaxillofac 2009; 110(1): 34-41.

10. Beck-Broichsitter B, Westhoff D, Behrens E, Wiltfang J, Becker S. Impacto da gestão cirúrgica em casos de perfuração intra-operatória da membrana durante um procedimento de elevação do seio maxilar: um acompanhamento da estabilidade do enxerto ósseo e do sucesso do implante. Int J Implant Dent 2018; 4(1): 6.

11. Becker ST, Terheyden H, Steinriede A, Behrens E, Springer I, Wiltfang J. Observação prospetiva de 41 perfurações da membrana Schneideriana durante a elevação do pavimento sinusal. Clin Oral Implant Res 2008; 19: 1285-9.

12. Besnier R. Gestão e prevenção das complicações peroperatórias e pós-operatórias do sinus-lift. [Estes]. Nantes: Unite de formation et de recherche d'odontologie, 2012.

13. Borie E, Olivi DG, Orsi IA, Garlet K, Weber B, Beltran V et al. Aplicação de fibrina rica em plaquetas em odontologia: uma revisão da literatura. Int J Clin Exp Med 2015; 8(5): 7922-9.

14. Bornstein MM, Seiffert C, Maestre-Ferrin L, Fodich I, Jacobs R, Buser D et al. Uma análise da frequência, morfologia e localizações dos septos do seio maxilar utilizando a tomografia computorizada de feixe cónico. Int J Oral Maxillofac Implant 2016; 31: 280-7.

15. Boyne PJ, Lilly LC, Marx RE, Moy PK, Nevins M, Spagnoli DB et al.

Indução de osso novo pela proteína morfogenética óssea humana recombinante-2 (rhbmp-2) no aumento do pavimento do seio maxilar. J Oral Maxillofacial Surg 2005; 63(12): 1693-707.

16. **Caldwell GW.** Doenças dos seios acessórios do nariz e um método melhorado de tratamento da supuração do antro maxilar. New J Med J 1893; 58: 526-8.

17. **Cavezian R, Pasquet G.** Imagiologia dento-maxilar. Abordagem radio-clínica. Paris: Masson, 2006.

18. **Chan HL, Suarez F, Monje A, Benavides E, Wang HL.** Avaliação da largura do seio maxilar na tomografia computorizada de feixe cónico para aumento do seio e nova classificação do seio com base na largura do seio. Clin Oral Implant Res 2012; 25: 647-52.

19. **Chen L, Cha J, Chen, Hsin-Chen, Lin HL.** Perfuração do seio maxilar: tratamento e classificações. J Implant Adv Clin Dent 2011; 3(1): 19-30.

20. **Chiapasco M, Felisati G, Maccari A, Borloni R, Gatti F, Di Leo F.** A gestão de complicações após a deslocação de implantes orais nos seios paranasais: um relatório clínico multicêntrico e protocolos de tratamento propostos. Int J Oral Maxillofac Surg 2009; 38(12): 1273-8.

21. **Cho SC, Wallace SS, Froum SJ, Tarnow DP.** Influência da anatomia nas perfurações da membrana Schneideriana durante a cirurgia de elevação do seio maxilar: análise tridimensional. Pract Proced Aesthetic Dent PPAD 2001; 13(2): 160-3.

22. **Choi BH, Zhu SJ, Jung JH, Lee SH, Huh JY.** A utilização de cola de fibrina autóloga para fechar perfurações da membrana sinusal durante a elevação do seio maxilar. Oral Surg Oral Med Oral Pathol Oral Radiol Endodontology 2006; 101(2): 150-4.

23. **Clementini M, Otttria L, Pandolfi C, Bollero P.** Uma nova técnica para fechar uma grande perfuração da membrana sinusal. Oral Implantol 2013; 6(1): 11-4.

24. **Costes V, Sudaka A, Wassef M.** Pólipos da cavidade nasal e dos seios paranasais: tumores verdadeiros e falsos. Ann Pathol 2011; 31(5): S87-91.

25. **Dargaud J, Lamotte C, Dainotti JP, Morin A.** Drenagem venosa e inervação do seio maxilar. Morphologie: Bulletin de l'Association des Anatomistes 2001; 85(270): 1-13.

26. **Davarpanah M, Szmukler-Moncler S.** Simplificação dos enxertos sinusais. Paris: Quintessence international, 2011.

27. **Delmas J, Radulesco T, Varoquaux A, Thomassin JM, Dessi P, Michel J.** Anatomia das cavidades nasossinusais. EMC - Otorrinolaringologia, 2018, 20-265- A-10.

28. **Demurashvili G, Davarpanah K, Rajzbaum Ph.** Manual de implantologia clínica: conceitos, integração de protocolos e esboço de novos paradigmas. 3.ª ed. Rueil Malmaison: Editions CdP; 2012.

29. **Ducommun J, Bornstein MM, Wong MCM, von Arx T.** Distâncias dos ápices radiculares às estruturas anatómicas adjacentes na maxila anterior: uma análise

utilizando a tomografia computorizada de feixe cónico. Clin Oral Investig 2019; 23: 2253-63.

30. **Dumont T, Simon E, Stricker M, Kahn J-L, Chassagne J-F.** La graisse de la face: anatomie descriptive et fonctionnelle partir d'une revue de la litterature et de dissections de dix hemifaces. Ann Chir Plast Esthet 2007; 52(1): 51-61.

31. **Eid J, Abitbol J.** Enxerto lateral do seio maxilar associado à colocação de implantes. Um caso de classe I. Rev Odont Stomat 2016; 45: 4-20.

32. **Ellaa B, Da Costa Noblea R, Lauverjata Y, Sedarata C, Zwetyengac N, Siberchitotc F et al.** Septa dentro do seio: efeito na elevação do pavimento do seio. Br J Oral Maxillofac Surg. 2008; 46(6):464-7.

33. **Eloy P, Nollevaux MC, Bertrand B.** Fisiologia dos seios paranasais. EMC-Otorrinolaringologia, 2006, 1(1), 1-10.

34. **Emmerich D, Att W, Stappert C.** Elevação do assoalho do seio maxilar usando osteótomos: uma revisão sistemática e meta-análise. J Periodontol 2005; 76(8): 1237-51.

35. **Ferreira C, Matinelli C, Novaes-Jr A, Pignaton T.** Efeito da perfuração da membrana do seio maxilar na taxa de sobrevivência dos implantes: um estudo retrospetivo. Int J Oral Maxillofac Implants 2017; 32(2): 401-7.

36. **Froum S, Khouly I, Favero G, Cho S.** Efeito da perfuração da membrana do seio maxilar na formação de osso vital e na sobrevivência do implante: um estudo retrospetivo. J Periodontol 2013; 84(8): 1094-9.

37. **Fugazzotto PA, Vlassis J.** Um sistema simplificado de classificação e reparação de perfurações da membrana sinusal. J Periodontol 2003; 74(10): 1534-41.

38. **Galindo P, Sanchez-Fernandez E, Avila G, Cutando A, Fernandez JE.** Migração de implantes para o seio maxilar: dois casos clínicos. Int J Oral Maxillofac Implants 2005; 20(2): 291-5.

39. **Galindo-Moreno P, Padial-Molina M, Avila G, Rios HF, Hernandez-Cortes P, Wang HL.** Complicações associadas à migração de implantes para a cavidade do seio maxilar. Clin Oral Implants Res 2012; 23(10): 1152-60.

40. **Gehrke SA, Taschieri S, Del Fabbro M, Corbella S.** Reparação de uma membrana sinusal perfurada com um retalho conjuntivo palatino subepitelial: Relatório e avaliação da técnica. Int J Dent 2012; 2012: 1-7.

41. **Gonzalez-Santana H, Penarrocha-Diago M, Guarinos-Carbo J, Sorni-Broker M.** Estudo dos septos dos seios maxilares e dos processos alveolares subantrais em 30 pacientes. J Oral Implantol 2007; 33(6): 340-3.

42. **Gosau M, Rink D, Driemel O, Draenert F.** Anatomia do seio maxilar: um estudo cadavérico com implicações clínicas. Anat Rec Adv Integr Anat Evol Biol 2009; 292(3): 352-4.

43. **Gouët E, Toure G.** Sinus & implante: cirurgia de elevação sinusal a visee implantaire. Malakoff: Edições CdP; 2017.

44. **Greenstein G, Cavallaro J, Tarnow D.** Aplicação prática da anatomia para o cirurgião de implantes dentários. J Periodontol 2008; 79: 1833-46.

45. **Hassani A, Khojasteh A, Alikhasi M.** Reparação da membrana do seio

perfurado com almofada de gordura bucal durante o aumento do seio. J Oral Implantol 2008; 34(6): 330-3.

46. Hauret L, Hodez C. Novidade em radiologia dento-maxilo-facial: tomografia volumétrica de feixe cónico. J Radiol 2009; 90: 604-17.

47. Alta Autoridade de Saúde. Profilaxia da endocardite infecciosa. Revisão da conferência de consenso de março de 1992. Medecine et Maladies Infectieuses 2002; 32: 533-41.

48. Hernandez-Alfaro F, Torradeflot MM, Marti C. Prevalência e gestão de perfurações da membrana Schneideriana durante procedimentos de elevação do seio maxilar. Clin Oral Impl Res 2008; 19: 91-8.

49. Jacobs R, Scarfe WC. Implantes dentários. In: Scarfe WC, Angelopoulos C. Tomografia Computorizada Maxilofacial de Feixe Cónico: Princípios, Técnicas e Aplicações Clínicas. Cham, Suíça: Eds. Springer International Publishing, 2018; pp. 745-830.

50. Jankowski R, Nguyen DT, Poussel M, Chenuel B, Gallet P, Rumeau C. Sinusologia. Ann Fr Oto-rhino-laryngol Pathol Cervico-facial 2016; 133(4): 237-43.

51. Janner SF, Caversaccio MD, Dubach P, Sendi P, Buser D, Bornstein MM. Caraterísticas e dimensões da membrana Schneideriana: Uma análise radiográfica utilizando tomografia computorizada de feixe cónico em pacientes encaminhados para cirurgia de implantes dentários na maxila posterior. Clin Oral Implant Res 2011; 22: 1446-53.

52. Janner SFM, Dubach P, Suter VGA, Caversaccio MD, Buser D, Bornstein MM. Elevação do assoalho do seio ou encaminhamento para diagnóstico e terapia adicionais: uma comparação da avaliação do seio maxilar por especialistas em otorrinolaringologia e dentistas usando tomografia computadorizada de feixe cônico. Clin Oral Implant Res 2020; 31: 463-75.

53. Jensen OT, Shulmanl B, Block MS, Iacono VJ. Relatório da conferência de consenso sobre o seio maxilar de 1996. Int J Oral Maxillofac Implants 1998; 13: 11-45.

54. Johan PA, Christiaan M, Disch FJM, Tuinzing DB. Aspectos anatómicos das elevações do pavimento sinusal. Clin Oral Implants Res 2000; 11(3): 256-65.

55. Joung WJ, Yun SH, Kim Y, Cho YS, Lee WW, Seo JW. Fixação rígida intra-sinusal de uma membrana de barreira reabsorvível para reparar uma grande perfuração da membrana sinusal: uma nota técnica. J Korean Assoc Oral Maxillofac Surg 2023; 49(5): 297-303.

56. Kahnberg KE, Wallstrom M, Rasmusson L. Elevação local do seio maxilar para implante de um único dente. I. Acompanhamento clínico e radiográfico. Clin Implant Dent Relat Res 2011; 13: 231-7.

57. Kan JYK, Rungcharassaeng K, Kim J, Lozada JL, Goodacre CJ. Factores que afectam a sobrevivência de implantes colocados em seios maxilares enxertados: um relatório clínico. J Prosthet Dent 2002; 87(5): 485-9.

58. Kang SJ, Shin SI, Herr Y, Kwon YH, Kim GT, Chung JH. Estruturas anatómicas no seio maxilar relacionadas com a elevação lateral do seio: uma análise tomográfica computorizada de feixe cónico. Clin Oral Implants Res 2013; 24: 75-81.

59. Kao DWK. Cirurgia Clínica de Elevação do Seio Maxilar. Ed. John Wiley & Sons, Inc, 2014.

60. Katsuyama H, Jensen SS. Guia de Tratamento ITI. Volume 5: Les procedures d'elevation du plancher du sinus. Paris: Quintessence Publishing, 2012.

61. Khitab U, Khan A, Khan MT, Shah SMA. Tratamento da Fístula Oroantral - um estudo. Pak Oral Dent J 2010; 30(2): 27-30.

62. Khoury F. Aumento do pavimento do seio maxilar com bloco de osso mandibular e implante simultâneo: uma investigação clínica de 6 anos. Int J Oral Maxillofac Implants 1999; 14(4): 557-64.

63. Kim YK, Choe GY, Yun PY. Tratamento da membrana sinusal perfurada utilizando hemostato absorvível e adesivo de fibrina para o procedimento de elevação do seio maxilar. Asian J Oral Maxillofac Surg 2008; 20(3): 129-34.

64. Kluppel LE, Santos SE, Olate S, Freire Filho FWV, Moreira RWF, de Moraes M. Migração de implantes para o seio maxilar: descrição de dois casos assintomáticos. Oral Maxillofac Surg 2010; 14(1): 63-6.

65. Langer B, Langer L. Utilização de aloenxerto para enxerto de seio. In: The sinus bone graft. Chicago: Quintessence Publishing, 1999. 69-78.

66. Lee WJ, Lee SJ, Kim HS. Análise da localização e prevalência dos septos do seio maxilar. J Periodontal Implant Sci 2010; 40(2): 56-60.

67. Lim EL, Ngeow WC, Lim D. As implicações de diferentes espessuras da parede lateral no acesso cirúrgico ao seio maxilar. Braz Oral Res 2017; 31: e97.

68. Liversedge RL, Wong K. Utilização da almofada de gordura bucal em enxertos maxilares e sinusais da maxila gravemente atrófica, como preparação para a reconstrução com implantes de pacientes parcial ou totalmente edêntulos: Nota técnica. Int J Oral Maxillofac Implants 2002; 17(3): 424-8.

69. Luc H. Um novo método operatório para a cura radical do empiema crónico do seio maxilar. Arch Inter Laryngol Otologie Rhinologie 1897; 10: 273-85.

70. Massei G, Romano F, Aimetti M. Uma técnica inovadora para tratar perfurações da membrana sinusal: relato de dois casos. Int J Periodontics Restorative Dent 2015; 35(3): 372-9.

71. Meleo D, Mangione F, Corbi S, Pacifici L. Gestão da perfuração da membrana Schneideriana durante o procedimento de elevação do seio maxilar: um relato de caso. Ann Stomatol (Roma) 2012; 3(1): 24-30.

72. Misch CE, Judy KW. Classificação de arcadas parcialmente edêntulas para implantologia. Int J Oral Implantol Implantol 1987; 4(2): 7-13.

73. Monje A, Diaz KT, Aranda L, Insua A, Garcia-Nogales A, Wang HL. Espessura da Membrana Schneideriana e Implicações Clínicas para o Aumento do Seio: Uma Revisão Sistemática e Análises de Meta-Regressão. J Periodontol 2016; 87: 888-99.

74. Neugebauer J, Ritter L, Mischkowski RA, Dreiseidler T, Scherer P, Ketterle M et al. Avaliação da anatomia do seio maxilar por TC de feixe cónico antes da elevação do pavimento do seio. Int J Oral Maxillofac Implant 2010; 25: 258-

65.

75. Oh E, Kraut E. Efeito da perfuração da membrana sinusal na integração de implantes dentários: um estudo retrospetivo de 128 pacientes. Implant Dent 2011; 20(1): 13-9.

76. Oncu E, Kaymaz E. Avaliação da eficácia da fibrina rica em plaquetas no tratamento da perfuração da membrana de Schneiderian. Clin Implant Dent Relat Res 2017; 19(6): 1009-14.

77. Park WB, Han J, Kang P, Momen-Heravi F. Os resultados clínicos e radiográficos da perfuração da membrana Schneideriana sem reparação na cirurgia de elevação do seio. Clin Implant Dent Relat Res 2019; 21(5): 931-7.

78. Pasquet G, Cavezian R. Meios de diagnóstico em imagens de feixe cónico odonto-estomatológicas: resultados. J Radiol 2009; 90: 618-23.

79. Perros N. Perfurações da membrana de Schneider em preenchimentos de seios paranasais: Prevenção e tratamento de complicações. [Estes]. Lorraine : Faculte d'Odontologie, 2016.

80. Pommer B, Ulm C, Lorenzoni M, Palmer R, Watzek G, Zechner W. Prevalência, localização e morfologia dos septos do seio maxilar: revisão sistemática e meta-análise. J Clin Periodontol 2012; 39(8): 769-73.

81. Princ G, Piral T. Cirurgia óssea pré-implantar. Paris: Editions CdP, 2008.

82. Proussaefs P, Lozada J, Kim J, Rohrer MD. Reparação da Membrana do Seio Perfurado com uma Membrana de Colagénio Reabsorvível: Um Estudo Humano. Int J Oral Maxillofac Implants 2004; 19(3): 413-20.

83. Proussaefs P, Lozada J. A "Bolsa de Loma Linda": Uma técnica para reparar a membrana sinusal perfurada. Int J Periodontics Restorative Dent 2003; 23(6): 592-7.

84. Rahpeyma A, Khajehahmadi S. Open Sinus Lift Surgery and the Importance of Preoperative Cone-Beam Computed Tomography Scan: A Review. J Int Oral Health 2015; 7: 127-33.

85. Robiony M, Tenani G, Sbuelz M, Casadei M. Um método simples para reparar a perfuração do seio da membrana. Open J Stomatol 2012; 2: 348-51.

86. Rosano G, Gaudy JF, Chaumanet G, Del Fabbro M, Taschieri S. Septos do seio maxilar. Prevalência e anatomia através de uma revisão da literatura de 1980 a 2009. Rev Stomatol Chir Maxillofac 2012; 113(1): 32-5.

87. Scarano A, Murmura G, Mastrangelo F, Lorusso F, Lucchina AG, Carinci F. Uma nova técnica para evitar o colapso da membrana sinusal durante o aumento do assoalho do seio maxilar sem enxerto ósseo: nota técnica. Jornal de Reguladores Biológicos e Agentes Homeostáticos 2018; 32(6):1589-92.

88. Schlegel AK, Mohler H, Busch F, Mehl A. Estudos pré-clínicos e clínicos de uma membrana de colagénio (Bio-Gide®). Biomaterials 1997; 18(7): 535-8.

89. Schriber M, Von Arx T, Sendi P, Jacobs R, Suter VG, Bornstein MM. Avaliação dos septos do seio maxilar utilizando a tomografia computorizada de feixe cónico: existe uma diferença na frequência e no tipo entre a maxila posterior dentada e edêntula? Int J Oral Maxillofac Implant 2017; 32: 1324-32.

90. Seban A, Bonnaud P. Prática clínica de enxertos ósseos e implantes. Modalites therapeutiques et prise en charge des complications. Issy-Les Moulineaux: Elsevier Masson, 2012.

91. **Seban A.** Enxertos ósseos e implantes. Issy-les-moulineaux: Elsevier Masson; 2008.

92. **Shanbhag S, Karnik P, Shirke P, Shanbhag V.** Análise tomográfica computorizada de feixe cónico da espessura da membrana do seio, permeabilidade do óstio e alturas de crista residuais na maxila posterior: implicações para a elevação do pavimento do seio. Clin Oral Implant Res 2013; 25: 755-60.

93. **Simunek A, Kopecka D, Cierny M.** The Use of Oxidized Regenerated Cellulose (Surgicel®) in closing Schneiderian Membrane Tears during the Sinus Lift Procedure. West Indian Med J 2005; 54(6): 398-9.

94. **Stricker M, Raphael B, Gerard H, Dambrain R.** Croissance cranio faciale: Normale et pathologique, I'interception therapeutique et son devenir. Reims, França: Ed. Morfos, 1993.

95. **Sullivan SM, Bulard RA, Meaders R, Patterson MK.** O uso de adesivo de fibrina em procedimentos de elevação do seio maxilar. Oral Surg Oral Med Oral Pathol Oral Radiol Endodontology 1997; 84(6): 616-9.

96. **Summers RB.** Um novo conceito na cirurgia de implantes maxilares: a técnica do osteótomo. Compêndio de Educação Contínua em Medicina Dentária 1994; 2: 152-60.

97. **Summers RB.** Elevação do assoalho do seio maxilar com osteótomos. J Esthet Dent 1998; 10(3): 164-71.

98. **Tatum H.** Reconstrução com implantes da maxila e do seio maxilar. Dental Clinics of North America 1986; 30: 227-9.

99. **Tavelli L, Borgonovo AE, Re D, Maiorana C.** Avaliação pré-cirúrgica dos seios paranasais: uma revisão da literatura e uma nova proposta de classificação. Minerva Stomatol 2017; 66: 115-31.

100. **Testori T, Wallace SS, Del Fabbro M, Taschieri S, Trisi P, Capelli M et al.** Reparação de grandes perfurações da membrana sinusal utilizando membranas de barreira de colagénio estabilizadas: Técnicas cirúrgicas com evidência histológica e radiográfica de sucesso. Int J Periodontics Restorative Dent 2008; 28(1): 8-17.

101. **Tsodoulos S, Karabouta I, Voulgaropoulou M, Georgiou C.** Remoção atraumática de um implante dentário migrado assintomático para o seio maxilar: relato de um caso. J Oral Implantol 2012; 38(2): 189-93.

102. **Tyndall DA, Price JB, Tetradis S, Ganz SD, Hildebolt C, Scarfe WC.** Declaração de posição da Academia Americana de Radiologia Oral e Maxilofacial sobre os critérios de seleção para a utilização de radiologia em implantologia dentária, com ênfase na tomografia computorizada de feixe cónico. Oral Surg Oral Med Oral Pathol Oral Radiol 2012; 113: 817-26.

103. **Van den Bergh JP, ten Bruggenkate CM, Disch FJ, Tuinzing DB.** Aspectos anatómicos das elevações do pavimento sinusal. Clin Oral Implants Res 2000; 11(3): 256-65.

104. **Velasquez-Plata D, Hovey LR, Peach CC, Alder ME.** Septos do seio

maxilar: uma análise de tomografia computorizada tridimensional. Int J Oral Maxillofac Implants 2002; 17(6): 854-60.

105. Von Arx T, Fodich I, Bornstein MM, Jensen SS. Perfuração da membrana sinusal durante a elevação do pavimento sinusal: um estudo retrospetivo da frequência e dos possíveis factores de risco. Int J Oral Maxillofac Implants 2014; 29(3): 718-26.

106. Wen SC, Chan HL, Wang HL. Classificação e gestão de septos antrais para aumento do seio maxilar. Int J Periodontics Restorative Dent 2013; 33(4): 50917.

107. Yeung AWK, Colsoul N, Montalvao C, Hung K, Jacobs R, Bornstein MM. Visibilidade, localização e morfologia do óstio do seio maxilar primário e presença de óstios acessórios: uma análise retrospetiva usando tomografia computadorizada de feixe cônico (CBCT). Clin Oral Investig 2019; 23: 3977-86.

108. Young B, O'Dowd G, Woodford P. Wheater's functional histology: A text and colour atlas (Sixth edition). Philadelphia, PA: Churchill Livingston/Elsevier, 2014.

109. Young-Kyun K, Jung-Won H, Pil-Young Y. Encerramento de uma grande perfuração da membrana do seio maxilar utilizando um enxerto de gordura bucal pediculado: relato de um caso. Int J Oral Maxillofac Implants 2008; 23(6): 1139-42.

110. Zijderveld SA, van den Bergh JP, Schulten EA, ten Bruggenkate CM. Achados anatómicos e cirúrgicos e complicações em 100 procedimentos consecutivos de elevação do pavimento do seio maxilar. J Oral Maxillofac Surg 2008; 66: 1426-38.

Referências na Internet

111. Agência Francesa de Segurança dos Produtos de Saúde (AFSSAPS). Recomendações de julho de 2011: Prescrição de antibióticos na prática oral e dentária. [Em linha]. 2011 [consultado em 14/08/2023]. Disponível em: http://ansm.sante.fr/Dossiers/Antibiotiques/Odonto-Estomatologia/(offset)/ 5

112. Clínica Dentária Baron. Enxerto ósseo na Turquia. [Online]. 2023 [Acedido em 5/11/2023]. Disponível em: https://www.sidedentalclinic.com/en/treatment/7/bone-grafting-in-turkey

113. Bauer B. Elevação do seio maxilar. [Online]. 2022 [Acedido em 25/10/2023]. Disponível em: https://www.bauersmiles.com/2012/10/sinus-lift.html/

114. Baxter Tisseel Kit Fibrin Sealant-2ml. [Online]. 2023 [Acedido em 25/10/2023]. Disponível em: https://www.hospitalstore.com/baxter-tisseel-kit- fibrin-sealant/

115. Geistlich. Elevação do assoalho do seio lateral. [Online]. 2021 [Acedido em 25/10/2023]. Disponível em: https://www.geistlich-na.com/dental-professionals/therapeutic-areas/sinus-floor-elevation/lateral-sinus-floor-elevation

116. Alta Autoridade de Saúde. Relatório de avaliação tecnológica sobre os hemostáticos cirúrgicos (HAS). [Online]. 2011 [Acedido em 14/08/2023]. Disponível em: http://www.has-sante.fr/portail/upload/docs/application/pdf/ 2011-07/rapport_hemostatiques_27052011_vd.pdf

117. A cavidade nasal e os seios paranasais. [Online]. 2020 [Acedido em 5/11/2023]. Disponível em: https://doc-pedagogie.umontpellier.fr/medecine/

histologieLV/index.php?module=detail&subaction=desc&vue=4&itm=116&g= 1&d=1

118. Lifting do seio maxilar: definição, procedimentos, custo e duração da recuperação. [On-line]. 2023   [Consulte   5/11/2023]. Disponível em: https://www.myradental.co.uk/sinus-lift-definition-procedures-cost-and-recovery-duration/

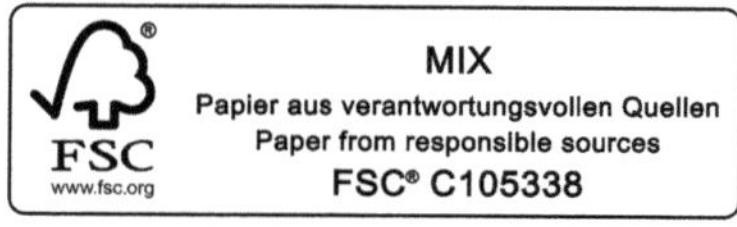

Printed by Books on Demand GmbH, Norderstedt / Germany